讓你的生活
煥然一新！

圖解 名醫傳授健康知識

容貌焦慮症

為自己的外貌或身材而苦惱？

本書懂得您的無助，陪伴您走出強迫困境。

原井診所院長
原井 宏明

原井診所醫療助手
松浦 文香

瑞昇文化

煩惱自己的容貌，其實是精神疾病？日益理解對外觀的執著

或許是由於反映出社會逐漸向內的氣氛，很在意自己看起來是什麼樣子的人也逐日增加。社會上脫毛手術的廣告越來越常見、接受美容整型手術的人也越來越不稀奇。想維持美麗、想讓人看起來覺得很好，是人類從埃及艷后時代起就有的想法，我想應該很多人都認為這是理所當然吧。或許大家會覺得容貌就是外表的問題，與心靈一點關係都沒有。

另一方面，在周遭的人眼中，有些人對於外貌的堅持根本就已經太過火。到底什麼程度還算適當？精神疾病「身體臆形症（容貌焦慮）」與單純煩惱自己的樣貌是兩回事？由於非常堅持某個事物，結果搞到完全喪失標準、不知道什麼程度算是恰當的話，這種精神疾病被稱為強迫症。在容貌方面因為過度堅持而產生強迫觀念，不斷反覆看鏡子這種行為則稱為確認儀式。自從醫學界了解身體臆形症發生的機制與強迫症相同之後，這

個疾病在精神醫學中的定位也有所改變，這樣一來就可以使用藥物及認知行為療法來進行治療。為了讓這件事情更為大眾所知，也有許多名人開口坦承自己的疾病。

一旦身體臆形症發作，當事者對於自己容貌所抱持的印象，就會與周遭之人看起來的印象產生差距，因此在溝通上也會發生問題。當事者心中的想法、說出口的事情和實際的行動之間也會有所誤差。就算是當事人，也很難正確將自己心中的想法傳達給其他人。

這本書的目的之一就是要填補這樣的差距。第1及第2章應該能幫忙大家把問題所在化為言語，藉此表達讓他人了解。第二個目的就是改變大家應對壓力的方式。處理煩惱必須先從尋找原因開始，然後消滅那個找出來的原因，這是普遍常識。那麼若煩惱的原因來自容貌，只要改變外貌就能解決嗎？這個探究原因並且消滅原因的想法一旦反噬當事者，便造成了身體臆形症。希望大家能閱讀第3及第4章來脫離過往的常識，依循自己原先的目標好好生活。

原井宏明

戴口罩的臉成為自我

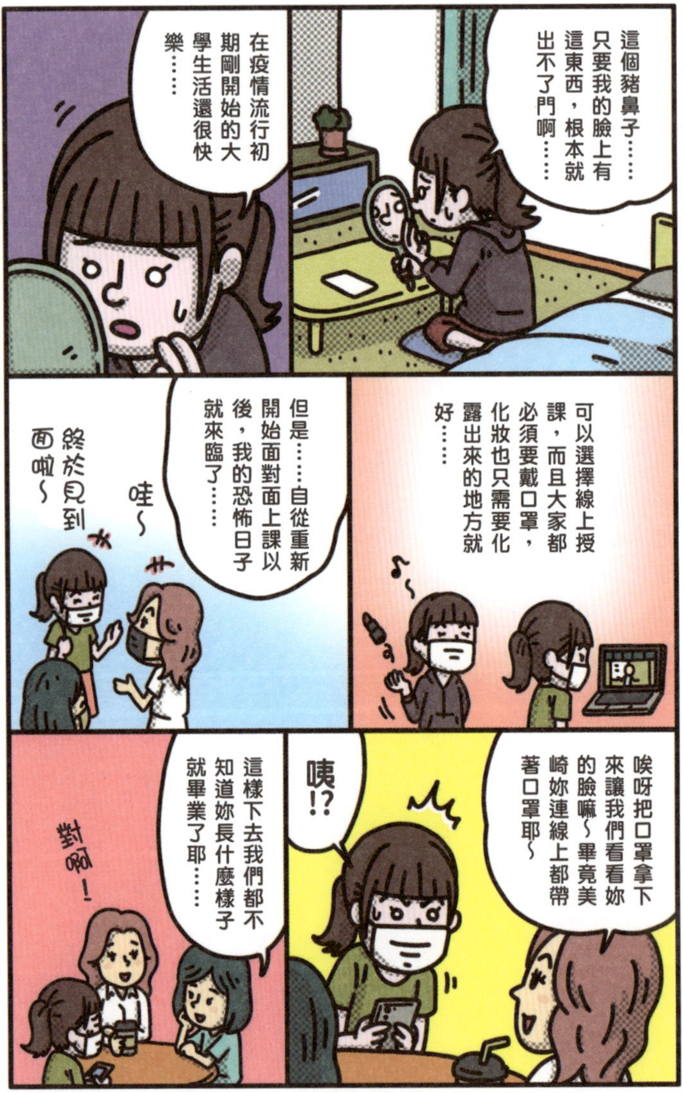

這個豬鼻子……只要我的臉上有這東西，根本就出不了門啊……
在疫情流行初期剛開始的大學生活還很快樂……
可以選擇線上授課，而且大家都必須要戴口罩，化妝也只需要化露出來的地方就好……
但是……自從重新開始面對面上課以後，我的恐怖日子就來臨了……
哇～
終於見到面啦～
唉呀把口罩拿下來讓我們看看妳的臉嘛～畢竟美崎妳連線上都帶著口罩耶～
咦!?
這樣下去我們都不知道妳長什麼樣子就畢業了耶……
對啊！

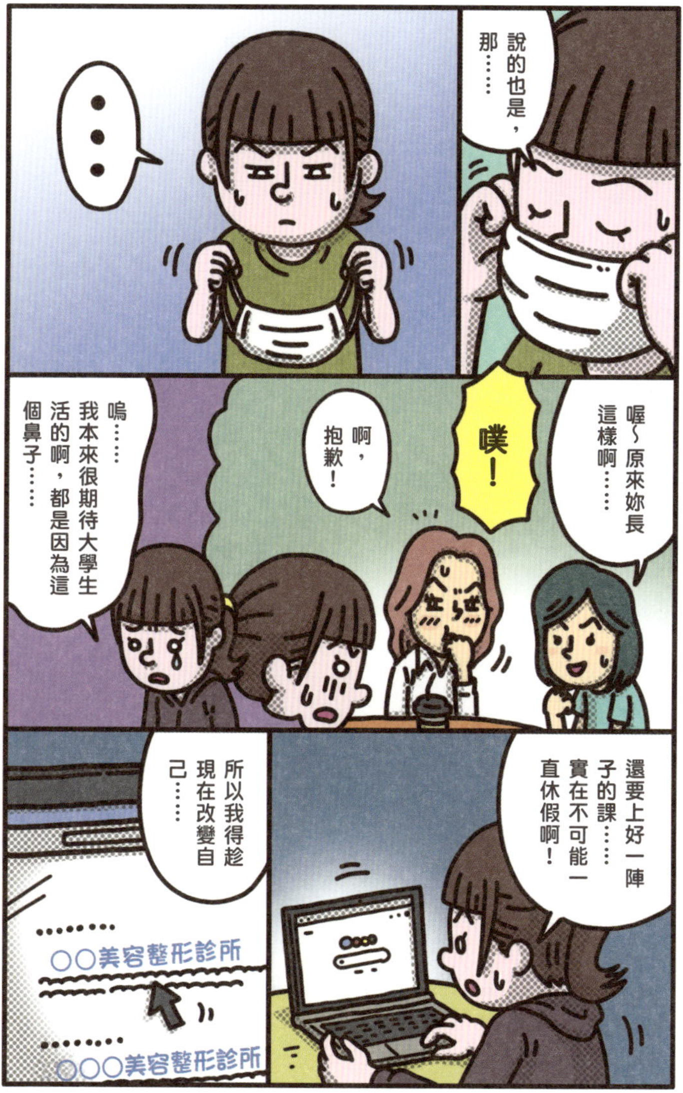
說的也是，那……
…
喔～原來妳長這樣啊……
噗！
啊，抱歉！
嗚……我本來很期待大學生活的啊，都是因為這個鼻子……
還要上好一陣子的課……實在不可能一直休假啊！
所以我得趁現在改變自己……
○○美容整形診所
○○○美容整形診所

目錄

對容貌的執著或許是精神疾病

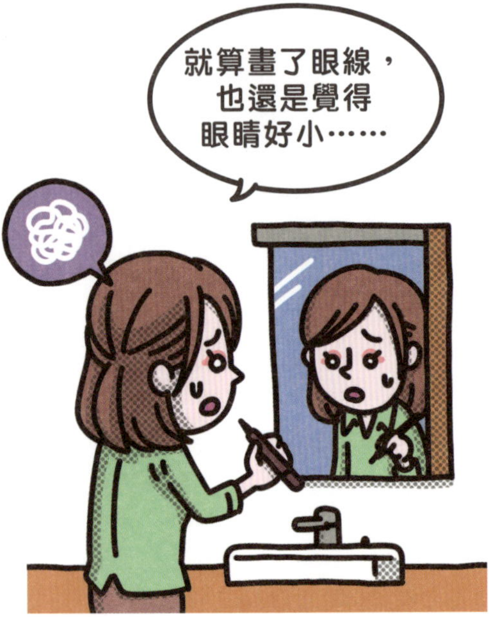

只是有所堅持？又或者根本生病？堅持只是冰山一角

看著鏡子整理服裝儀容，這種常見的行動背後有時隱藏著精神疾病。身體臆形症（第26頁）這種疾病，是因為**太過在意外貌而過度反覆做出大家都會做的行為**。這和會做出奇妙行動的疾病不同，特徵就是不太容易察覺。雖然覺得自己堅持的程度與大家相去不遠，然而有一部分人就是會越來越過火，結果無法停手。

堅持與執著的界線

對於美醜的認定有一定程度。
就算做過頭了也還是無法停手，
結果反覆做出一樣的行為，這就是身體臆形症。

○以外出前化妝越來越執著作為範例

堅持

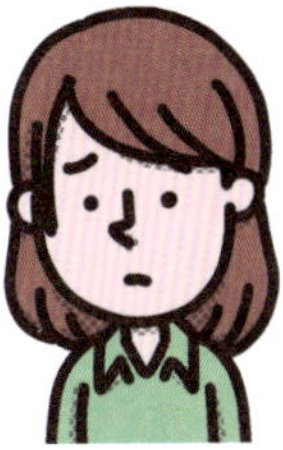

很在意自己眼睛小

↓

畫眼線

↓

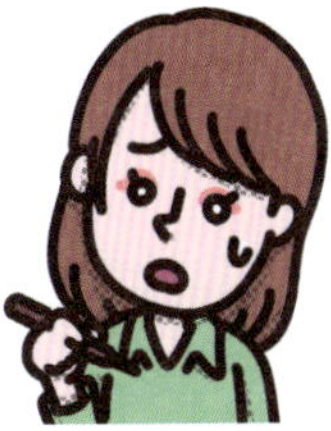

還是覺得眼睛很小

↓

重畫眼線

↓

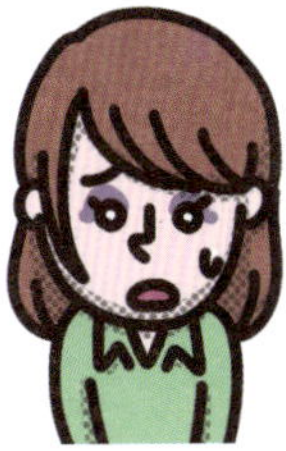

看鏡子確認還是覺得不太對勁

↓

拍照片確認

↓

累到不想外出

執著

放著不管，症狀就會惡化

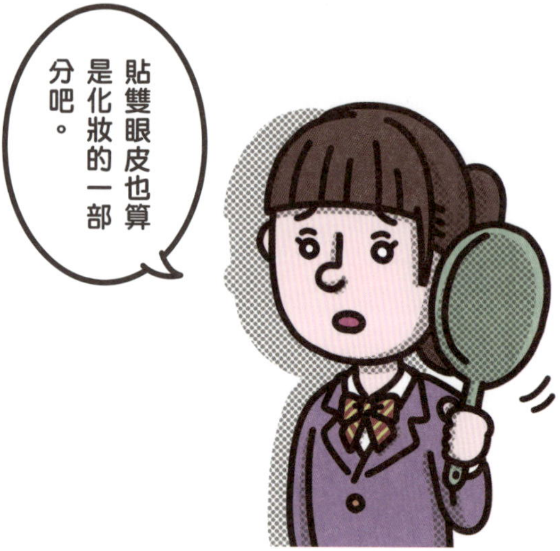

理所當然的行為逐漸增加 惡化之前都很難發現

身體臆形症的症狀會逐漸惡化。雖然在意自己在別人眼中看起來的樣子是很自然的，但是為了消除自己在意的問題，會花費越來越多時間去處理。每個行為都是很常見的動作，會**在洗手間或浴室這類私人空間裡進行**。特徵就是當事人不是在什麼刺激之下忽然發作，所以周遭的人很難發現變化。

症狀每況愈下，最後無法控制

客觀看待自己行為非常困難，所以大家都會覺得只是暫時的。
若確實為疾病，那麼症狀會越來越頻繁發生、
耗費時間也會越來越長。

○症狀惡化範例 1

執著於該行為的頻率提升、時間增長

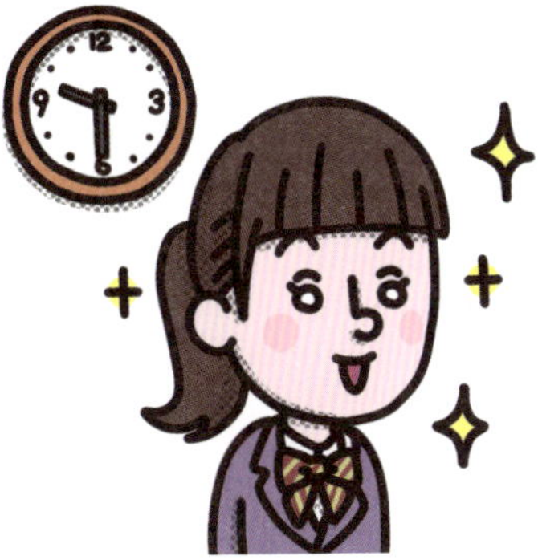

為了確認自己打扮完的樣子、照鏡子等花費太多時間，結果變得非常不想外出、最後都窩在家裡。反覆前往整型美容的話還會有金錢問題。

○症狀惡化範例 2

執著的部位不斷改變

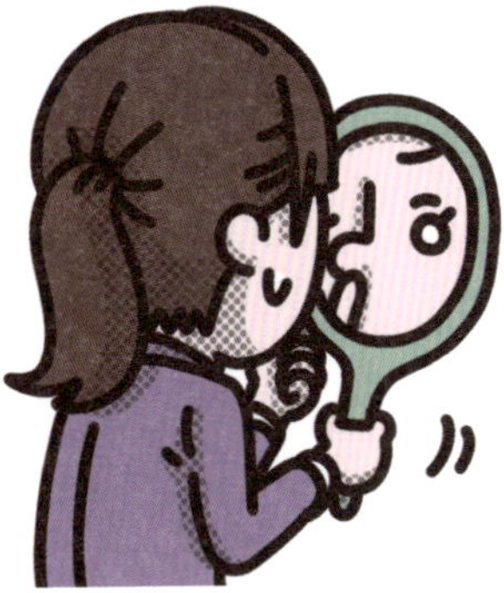

一直找到其他更在意的地方，內心充滿自卑感。如果一直持續壓抑，甚至可能會想自殺。

大多沒有發現是疾病

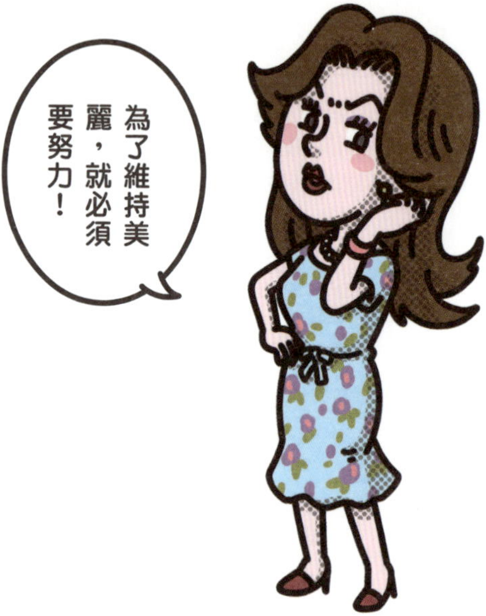

大家都想變美麗
不接受過於隨便的美

有身體臆形症的人大多覺得自己的內心沒有問題。家人等周遭的人會比當事者更快發現異狀，然後開始懷疑是生病了。大街小巷充滿了各種用來讓人更加美麗的商品和服務，可見大家都想變美麗。而身體臆形症的人會**追求美麗到自己可以接受的程度，討厭「適可而止」、「不上不下」**。同時也就失去了配合TPO※適當收手的彈性。

※TPO指的是Time（時間）、Place（地點）、Occasion（場合），原本是作為職場穿搭的依循原則，後來被延伸應用於社交、應對、溝

美容與疾病的不同之處

留心自己的外觀樣貌是很自然的。
大部分的人都會對於和理想不同之處做出適當妥協，
但是一部分人會追求完美，結果變成身體臆形症。

美容與身體臆形症的比較

範例	美容	身體臆形症
共通點	希望跟大家差不多、想要變美麗	
不同點	會配合 TPO	徹底需要自己能夠接受
	看起來還行就可以	還好而已是不行的

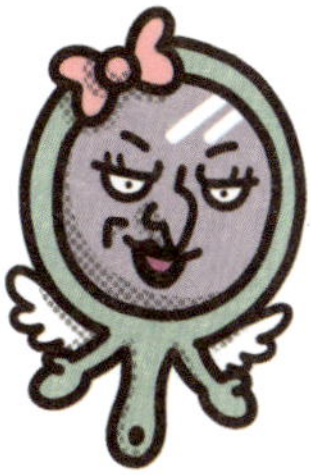

如果沒有發現不同點就很容易放著不管。
通常都是家人先發現問題。

發病時期傾向不同且有個人差異

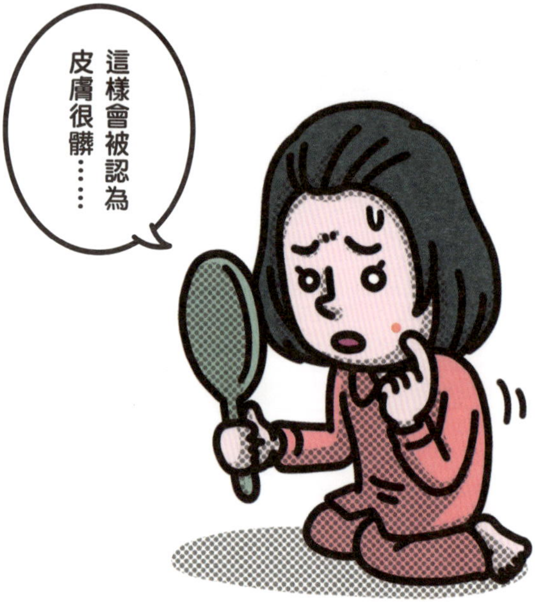

原先具備的傾向
會在成為疾病的時候被診斷出來

大多數人是與生俱來的完美主義者，並不是忽然發病的。整體傾向來說，通常是第二性徵開始發展，會與其他人開始比較的12～13歲發病的情況最常見，被判斷確實是身體臆形症的人，**多半在18歲以前就已經發病**。也有人是從青春期起就非常在意自己的容貌，但是成人以後才因為某種契機而變得明顯。在意容貌的程度和煩惱嚴重度則因人而異。

發病時期有特定傾向

人在成長以後會開始想像自己在他人眼中的樣子。
一部分的人有集中於特定事情的傾向，
到了青春期前後那種堅持就會變明顯。

3分之2在
18歲以前
發病

大多是
12～13歲

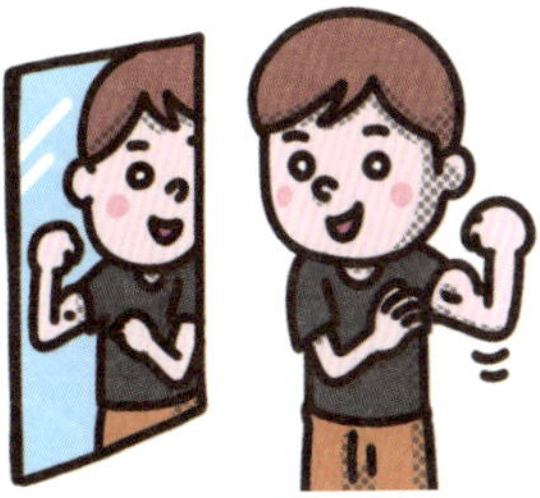

男性也有同樣傾向

此疾病在男女比例上來說，女性比較多。願望是變苗條的人當中女性較多，而與肌肉相關的願望則是男性比較多。

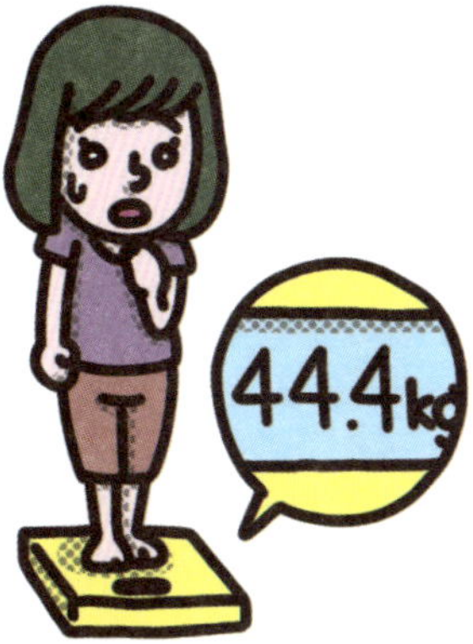

也與基因相關

這是身體臆形症被歸類在強迫症相關疾病的理由之一。血緣相連的父母及兄弟姊妹、還有孩子有強迫症的可能性很高。

人類是如何辨識臉部的呢？

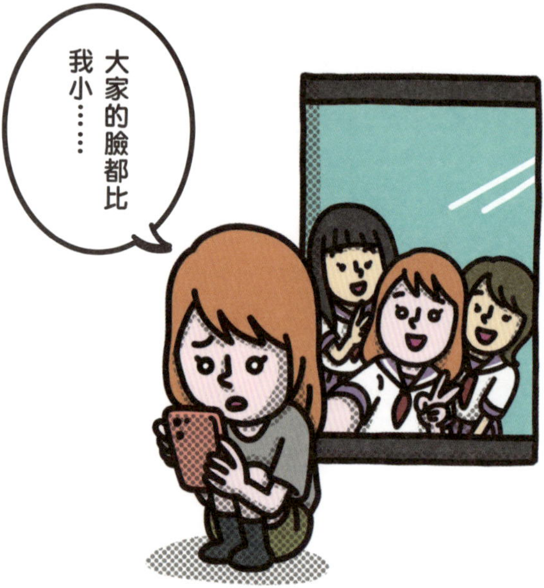

從認知心理學可以了解，小嬰兒並不會在意自己的外貌

目前有認知心理學這個領域在研究人類如何辨識臉部。剛出生的小嬰兒會把有兩個洞的東西都視為臉部；六個月大左右以後才會開始區分人類臉部、也才會怕生。成長以後開始能夠做出比較精細的辨識，但也會學習到為了避免視覺資訊增加過多，而選擇性無視某些東西。這樣才能**聚焦於必要資訊、捨去不需要的資訊，提高效率**。

認知心理學研究中的認知

倒臉研究「柴契爾效應」

人類在辨識臉龐的時候會有兩個流程。一開始會先注意某個部分，接下來才會處理整體。如果看一張倒過來的臉，就會讓這個機制產生混亂。下圖左右兩張插圖，看起來是同一位男性的臉嗎？那麼把書反過來看的話呢？

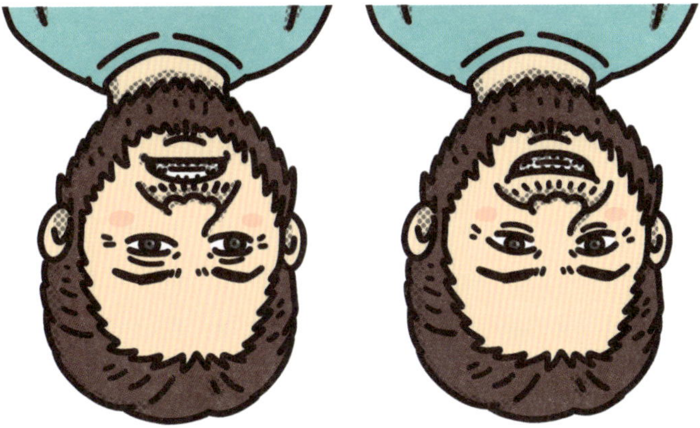

由表情推測情緒

一般人覺得有點曖昧的表情，在有社交焦慮傾向的人眼中會有認為「在生氣」、「不高興」的傾向。下面的臉看起來是什麼樣的表情？

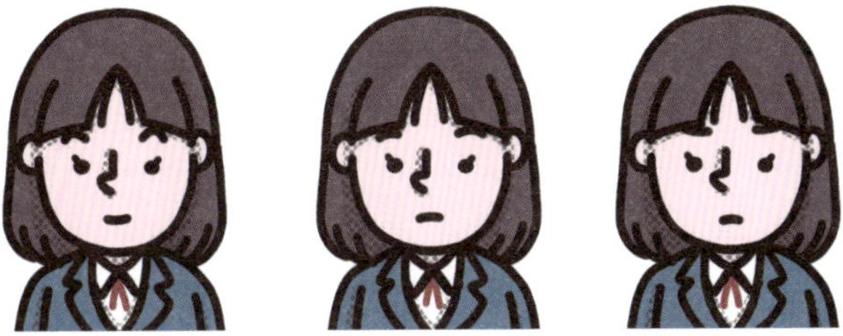

你能正確分辨大小嗎？

你看見的是真實還是錯覺？視覺認知科學告訴大家的真實

現在是到處充斥假新聞的時代。因此我們都說，情報資訊不能只看表面。那麼眼睛所見到的東西，到底是不是真實的呢？

艾賓浩斯是全世界第一位研究記憶遺忘相關的實驗之研究者。這個錯覺是**由於大小比對產生的錯覺**。左右兩邊的中央那個圓其實大小相同，但是被小圓包圍的時候看起來比較大，被大圓包圍就會看起來比較小。

○艾賓浩斯錯覺

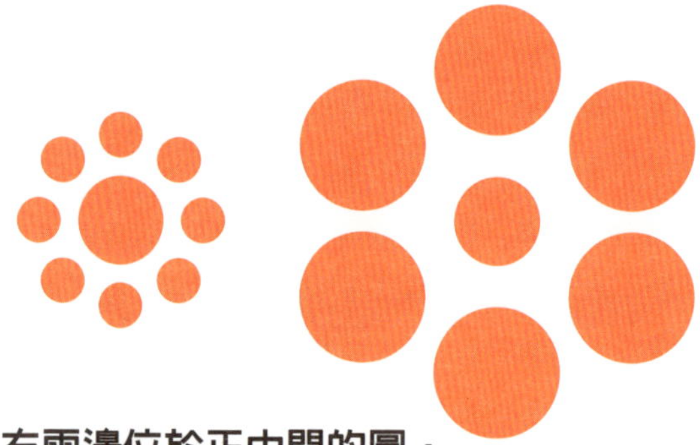

左右兩邊位於正中間的圓，哪個比較大？

尋找錯誤的科學

躍出效應

我想大家應該都有過這樣的經驗，就是在人群中忽然看到久違的老友而大感驚訝。我們的腦部具有發現意想不到東西的能力。

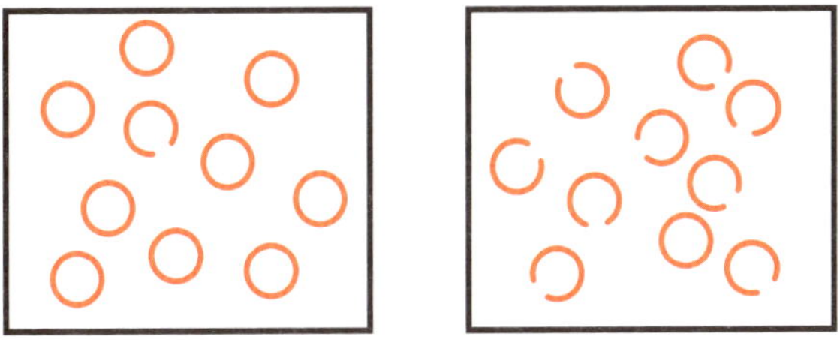

左右各自混進了一個形狀不同的東西。你覺得左右哪個比較好找？瞬間發現錯誤的能力被稱為躍出效應。而尋找有缺陷的東西（左邊）會比較快。如果發展為身體臆形症，就會覺得自己欠缺了什麼，而每天重複好幾次找尋身上錯誤的行動。

如果想要確認沒有錯誤的話？

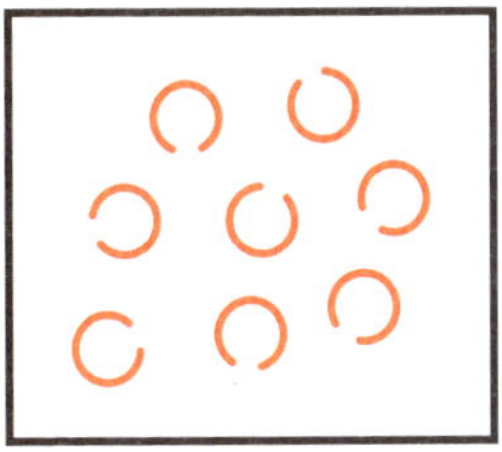

這是非常相似的圖，如果想要確認這裡面沒有○的話，會發生什麼事情呢？雖然發現錯誤非常快，但要確認沒有錯誤，卻需要時間和努力。

Cosmetic Procedures Screening (COPS)

這是用來判斷是否已經形成身體臆形症以及嚴重程度的測驗。請針對 9 個問題選擇 1 項符合的答案，然後合計每一題加起來的分數。

1 大概以什麼程度來確認自己的外貌？

※ 偶然看到的話不算。包含看鏡子、大樓展示窗等反射物、直接看、用手指確認等。

0	1	2	3	4	5	6	7	8
不確認		5 次		10 次		20 次		40 次以上

2 覺得自己的容貌很醜、沒有魅力、或者就是覺得哪裡不對勁的程度如何？

0	1	2	3	4	5	6	7	8
有魅力		不怎麼有魅力		幾乎沒有魅力		完全沒有魅力		非常醜陋

3 對於自己的外貌感到有多痛苦？

0	1	2	3	4	5	6	7	8
完全不會痛苦		有一點痛苦		還算是痛苦		頗為痛苦		非常痛苦

4 因為自己的外貌而避免特定狀況或活動的情況有多嚴重？

0	1	2	3	4	5	6	7	8
完全不會避免		1/4 會避開		一半會避開		3/4 會避開		基本上都會避開

5 會多麼在意自己的容貌（思考關於這件事情、覺得停下相關思考非常困難的程度）？

0	1	2	3	4	5	6	7	8
完全不在意		有一點在意		還算是在意		頗為在意		非常在意

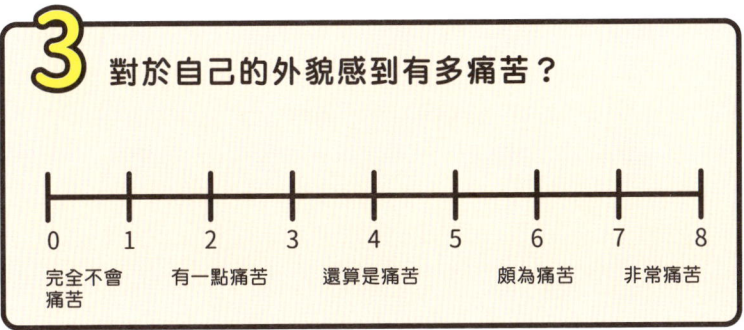

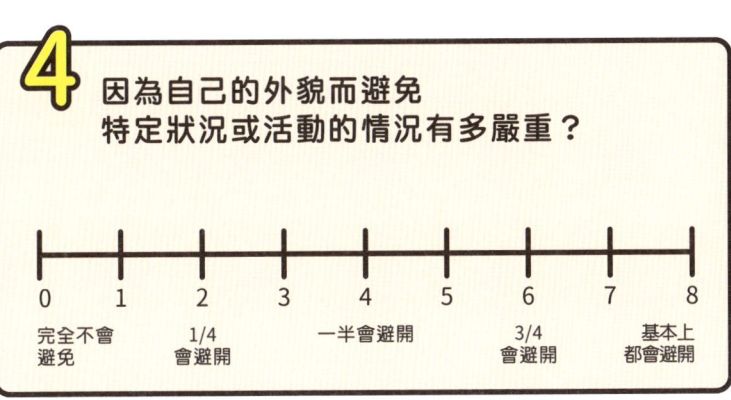

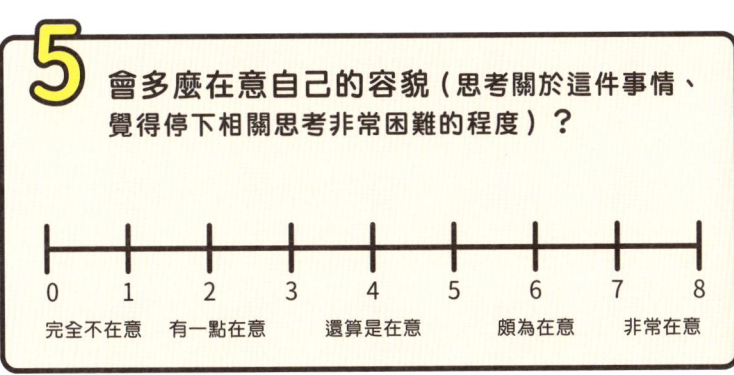

6 自己的容貌對於自己與另一半的人際關係影響到什麼程度（如果沒有另一半的話，對於將來要與某個人交往會有多少影響）？

0　1　2　3　4　5　6　7　8

完全沒有影響　有一點影響　還算有影響　頗為有影響　非常有影響

7 自己的容貌對於工作、念書或者是家事方面有什麼程度的影響？

※ 如果沒有在工作或者念書，請以若要去做的話會產生多少影響來評估。

0　1　2　3　4　5　6　7　8

完全沒有影響　有一點影響　還算有影響　頗為有影響　非常有影響

8 自己的容貌對於社會生活有什麼程度的影響？

※ 與他人一起活動的聚會或者聚餐、社團、外出，
或者其他人來自家、又或與家人團聚等。

0　1　2　3　4　5　6　7　8

完全沒有影響　有一點影響　還算有影響　頗為有影響　非常有影響

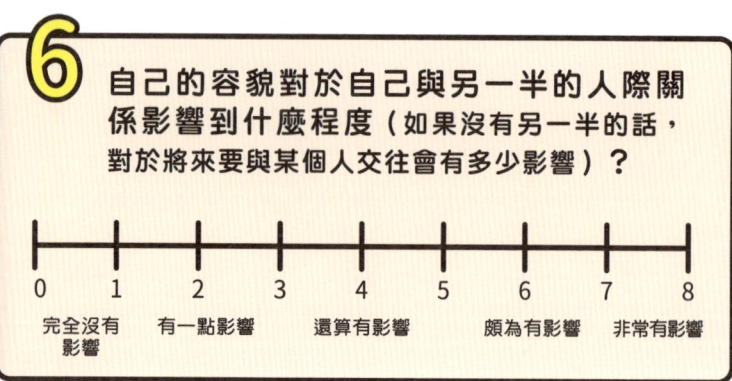

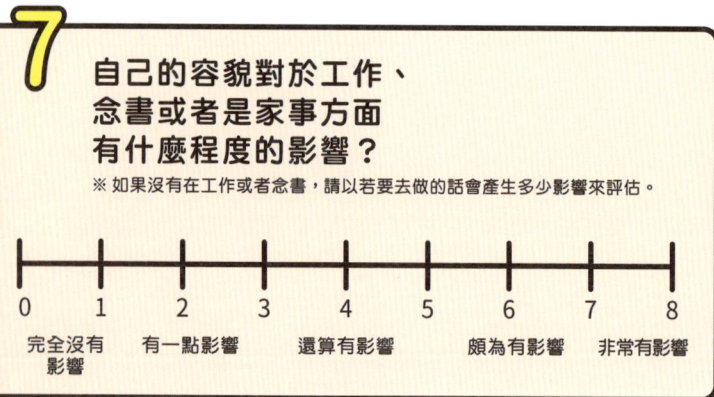

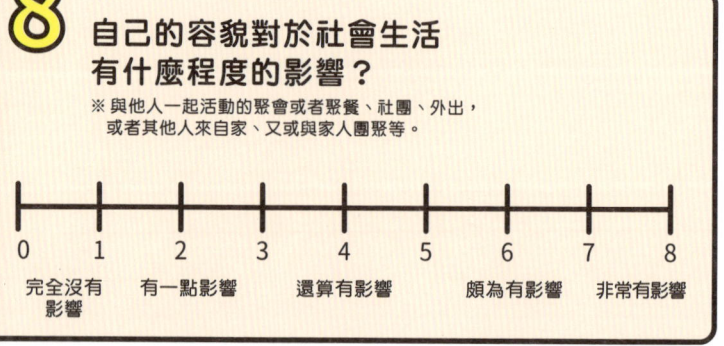

9 自己的容貌作為定義你自己的要素，大概有多重要？

0	1	2	3	4	5	6	7	8
完全不重要		有一點重要		還算重要		頗為重要		非常重要

合計分數

□ ／72分

結果

40 分以上……非常可能有身體臆形症，建議前往就診。

30 ～ 39 分…可能有身體臆形症，可以考慮前往就診。

不滿 30 分……身體臆形症的可能性非常低。

分數越高就表示日常生活中因此感到的痛苦越強烈，也就表示被診斷為身體臆形症的可能性非常高。治療中也會反覆重做這個測驗，這樣可以確認症狀變化。

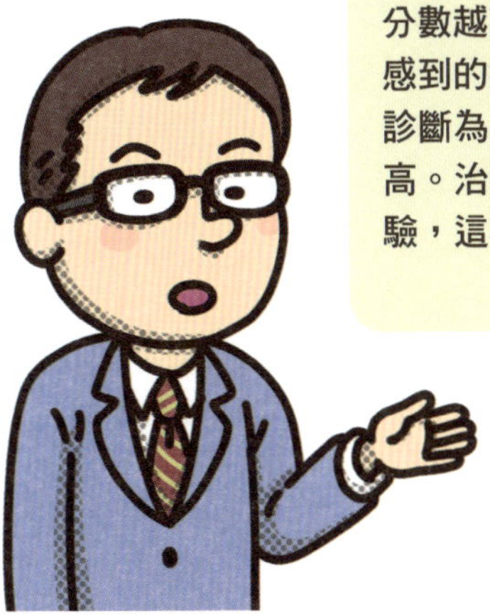

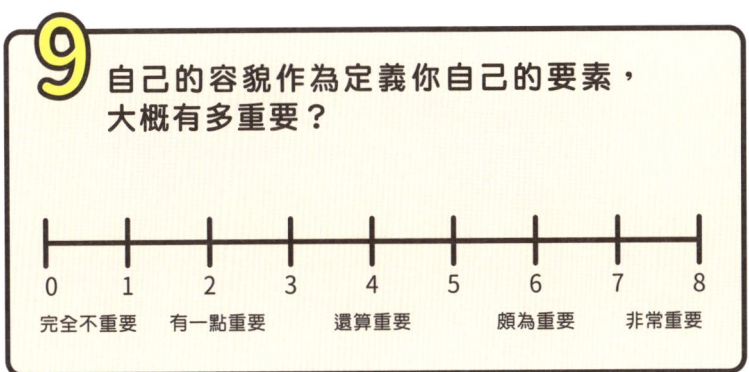

REAL VOICE

治療體驗者真實心聲❶

受困於自己與別人二分法的我

女性・20 歲

小學的時候我只有一段日子比較在意自己的鼻梁有些低，但是到了高中以後，每天看鏡子的次數越來越多，總覺得眼睛以下的部分讓人在意，後來就轉校了。上了大學以後翻看畢業紀念冊，開始覺得「我的臉好奇怪」，大學的線上課程中，我把鏡子擺在電腦旁邊，一天大概要看個 50 次鏡子。

我在網路上搜尋的時候覺得自己有可能是身體臆形症，所以前往專業醫療機構就診。接受三天團體治療以後，我的人生就改變了。印象最深刻的是針對被別人嘲笑的暴露治療。我才發現原來我高中轉校前感受到的「羞愧感」會不斷反覆出現在腦中，而我一直想要避開這種感覺。在人前放聲大哭以後，我終於覺得這種感覺一掃而空。

隨著治療進展，我可以不化妝就出門，懶得打理裝扮的時候，也能夠想著「戴個帽子就好啦」而願意不精心梳理頭髮就出門。跟人打交道所費的精力也變輕鬆了。我發現原來先前我把這個世界上分成「我與其他人」兩種，但現在已經了解這個世界上的人是相當多樣化的。

第 1 章

身體臆形症實際情況

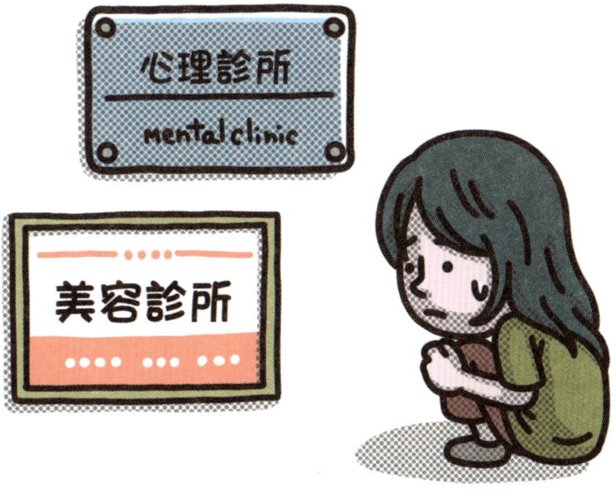

先理解這是什麼樣的疾病，
症狀、特性、傾向、類型等。
也要明白此疾病與強迫症的關係，
找出共通點。

類型

醫學觀點 ①

何謂身體臆形症？確認其醫學性定位

身體臆形症

BDD（Body Dysmorphic Disorder）

別名：軀體變形障礙／容貌焦慮

就算他人客觀看待覺得也不是什麼大問題，但是當事者一心認為「自己非常醜陋」、覺得身體某個部分「劣於他人」、「很奇怪」等，因此而感到痛苦的精神疾病。由於「醜陋」、「被其他人討厭」等強迫觀念，以及採取儀式及迴避行動，而對人際關係和日常生活造成妨礙。

身體臆形症是青春期妄想症？以前是屬於思覺失調症的一種

身體臆形症是歷史相當悠久的疾病，但是在診斷方面一直不是很肯定。以前日本的精神醫學科稱之為青春期妄想症，視作思覺失調症的一種。

2015年的時候才定位其診斷結果。目前已經了解這種疾病**與強迫症有相當強烈的關係，因此被加入強迫症相關群組**。身體臆形症就算當事者沒有罹病意識也可以診斷出來，與妄想不同。

身體臆形症和強迫症非常相似！

強迫症（強迫性障礙）
OCD (Obsessive Compulsive Disorder)

違背自己想法的不安、不愉快念頭不斷浮現在腦海中，明明知道不合理又非常愚蠢卻還是相當在意，然後逼自己不要再那樣想，反覆做出的行動乍看之下毫無意義又明顯過火的一種疾病。

強迫症主要種類

確認強迫 無論確認幾次都會覺得不安，要確認好幾次。	**髒汙恐懼** 避免髒汙，洗手或者是洗澡的時間都很長。	**計畫強迫** 要訂立完美的計畫才能行動。
加害恐懼 害怕自己會危害他人並且不斷確認有沒有發生。	**感覺強迫** 覺得身體有某處不對勁，反覆做出應對行為。	**不完全厭惡** 很不擅長應付不上不下的事，或有些誤差就會很在意。
壞運恐懼 擔心將來會發生不好的事情，所以一直祈禱好運。	**不道德畏懼** 擔心自己是否做出有違道德之事。	**強迫性緩慢** 因為腦中有非常多必須執行的儀式行為，所以動作會看起來很緩慢。

強迫症的症狀非常多樣化，身體臆形症也被定位在同一個群組當中。

身體臆形症的特性

罹病率	美國罹病率為 2.4%。 性別上來說女性為 2.5%、男性為 2.2%。
症狀	認為臉部或身體某個部分非常醜陋、覺得會造成他人不愉快，反覆執行能讓自己感到安心的儀式，如看鏡子確認、化妝等。
病況	通常發病年齡在 12 ～ 13 歲，三分之二會在 18 歲以前發病。大部分患者如果沒有接受治療，都會慢慢惡化。

※ 罹病率等數據引用「DSM-5-TR」。

統計數據並不充分
身體臆形症的調查還要看往後

有報告指出罹病率為2．4%，而思覺失調症的罹病率只有將近1%，因此可以看出身體臆形症是很常見的疾病。罹病率會受到調查地點影響。隆鼻手術患者為20%、美容整型外科為13～15%、皮膚科為11～13%、下顎矯正手術患者為11%、成人矯正牙科／美容牙科患者為5～10%。另外，在**18歲以前發病的大多數人與其他人相比，除了身體臆形症還有其他精神疾病的可能性很高。**

這是在國外的調查結果，日本還沒有明確的數字。潛在性患者其實應該更多。這是因為**就算前往就診，也有很多會被誤診為妄想症**，而且很多人壓根就沒有想到要去看精神科。

雖然目前已知治療可以有所改善，但醫學界中也還沒有普遍認知

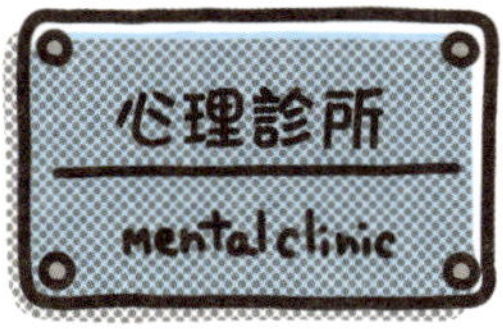

診斷困難

由於病人沒有罹病自覺，因此大多會被誤認為是妄想。全國性調查和病例報告都不多，因此被認為是無法治療的疾病。

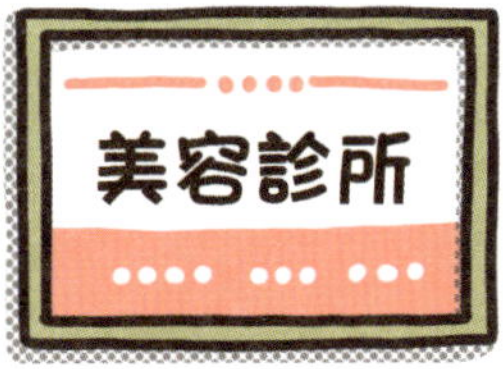

商量煩惱的對象不同

很少人會一開始就向精神科求診，大多會去矯正牙科或整型美容外科。由於不同部位的求診醫院也不同，所以更難發現是精神問題。

沒有聯想到要就診的主要原因，有人提出是因為**身體臆形症的患者並不覺得自己的堅持是精神疾病**。而整型美容外科和皮膚科的專業醫師並不擅長精神方面的判斷。矯正牙科看來也可能只是來矯正牙齒的患者，沒有辦法診斷來者是否有精神疾病。但是若每星期前往各種醫療機關求診，應該還是會覺得怪怪的。

這個疾病可以治療也是近年來才確定的。由於是「不太為人所知的疾病」應該也是誤診原因之一。

類型

醫學觀點②

強迫症與身體臆形症共通的觀念與儀式關係

受困於強迫觀念，就會不斷重複強迫儀式

要理解身體臆形症，了解強迫症機制會相當有幫助。強迫症的症狀區分為**不刻意去想卻會湧上心頭的「強迫觀念」以及為了消除強迫觀念而執行的「強迫儀式」**。相對於令人感到不適的強迫觀念，執行強迫儀式後會得到短暫的安心感，但是如果又冒出「真的沒問題嗎？」一念頭，就會**浮現更強烈的強迫觀念，結果無法停下強迫儀式**。強迫觀念的種類繁多，但是強迫儀式僅限於可以不斷重複執行的行為。

何謂觀念與儀式？

強迫觀念 ← 不刻意去想卻會湧上心頭。

自己無法控制的不愉快念頭和印象。

強迫儀式 ← 雖然可以選擇什麼時候去做，但卻無法一直不做。

為了減輕觀念而進行的洗手或確認等反覆行為。找到不會被打擾的地方才會開始執行。

為了去除不愉快觀念而強迫性反覆執行儀式

強迫症

或許忘了上鎖？

↓

確認 —不確認→ 放著不管一段時間就忘了

會確認 （這是分歧點）

↓

暫時安下心來，但後來又擔心起來，不斷反覆確認然後再次上鎖。

身體臆形症

眼線好像畫得不夠明顯？

↓

確認 —不確認→ 放著不管一段時間就忘了

會確認 （這是分歧點）

↓

暫時安下心來，但後來又擔心起來，不斷反覆確認然後重新化妝。

兩者都是惡性循環，觀念會變得越來越嚴重、高頻率，結果搞得身心俱疲。

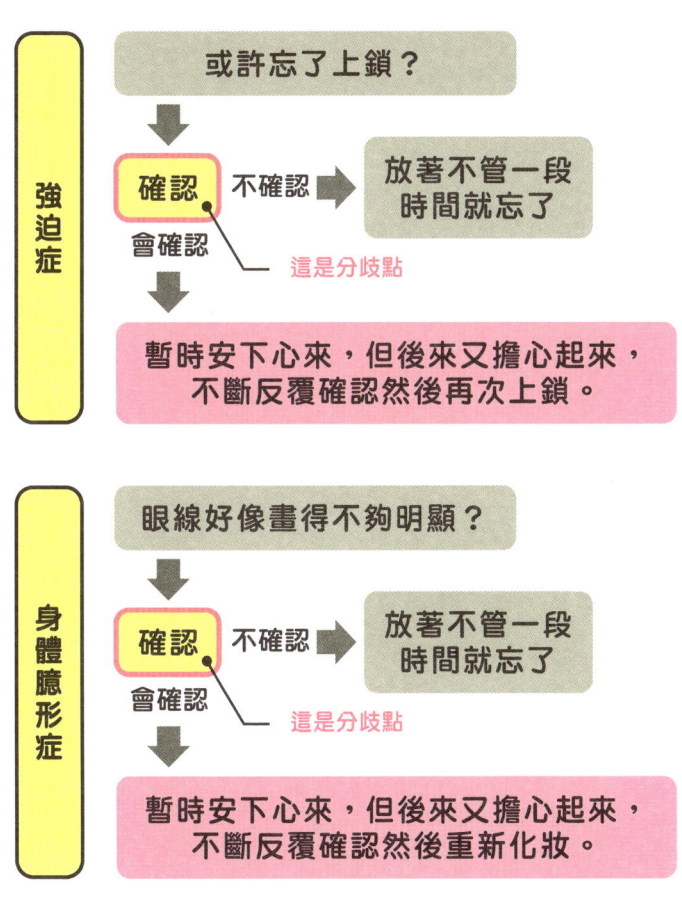

類型

症狀特徵 ①

區分為想看起來更美麗與想隱藏缺點兩類

並非所有人都是自戀狂 也有人怕自己醜到醒目

身體臆形症乍看之下好像是非常愛自己的自戀狂，但是當中也有人是**不希望自己的容貌造成別人不愉快**。這些人絕對不希望自己顯眼，而是期望以普通人身分混在群眾當中。另一方面，就算是想要美貌出眾的人也對自己的容貌不滿意，在變美之前會想要隱藏起來。共通點在於兩種類形的人都非常在意別人的反應。

強迫儀式也分爲不同類型

想看起來更美麗類型

認為自己的容貌並不理想。而且跟常人差不多程度是不夠的，希望能夠高於平均值。

想隱藏缺點類型

認為自己的容貌可能會讓別人覺得不愉快，希望至少跟常人差不多。

兩種類型
有各自目標方向

想看起來美麗的人

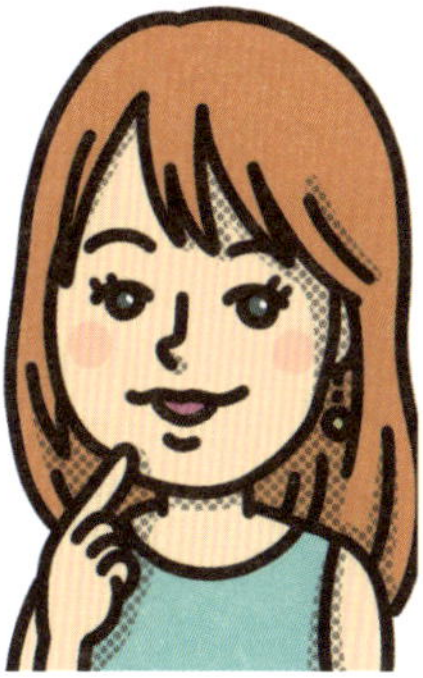

傾向 1
想受到矚目
想做受到矚目的工作

傾向 2
普通是不夠的
希望成為唯一

傾向 3
比較外向
強烈愛自己

想隱藏缺點的人

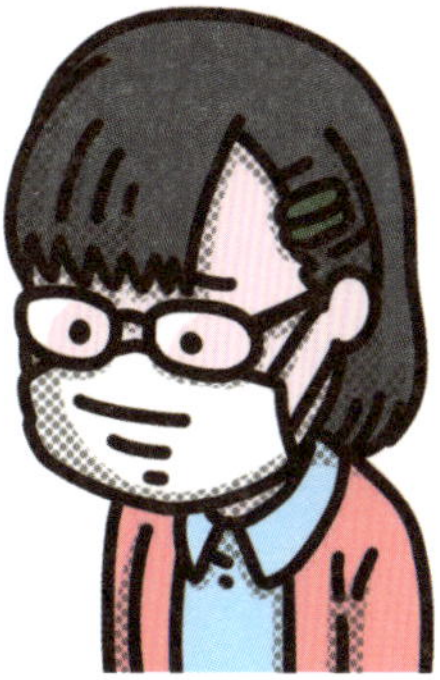

傾向 1
不擅長受到矚目
認為顯眼超糟糕

傾向 2
普通就夠了
重視協調性

傾向 3
比較內向
強烈社交焦慮

可能隱藏著社交焦慮

過於在意他人對自己的想法是一種疾病

身體臆形症患者當中約有30％被診斷出同時患有社交焦慮症。社交焦慮症就是在面對他人時會覺得畏懼，不擅長在人前發表、聚餐、提出自我主張等，是一種精神疾病。

社交焦慮症和毫不在意他人的自閉症類群障礙不同，是**過度聚焦於他人如何看自己**。結果就是視線無法投向別人、或表情不自然，以至於陷入更加在意的惡性循環。

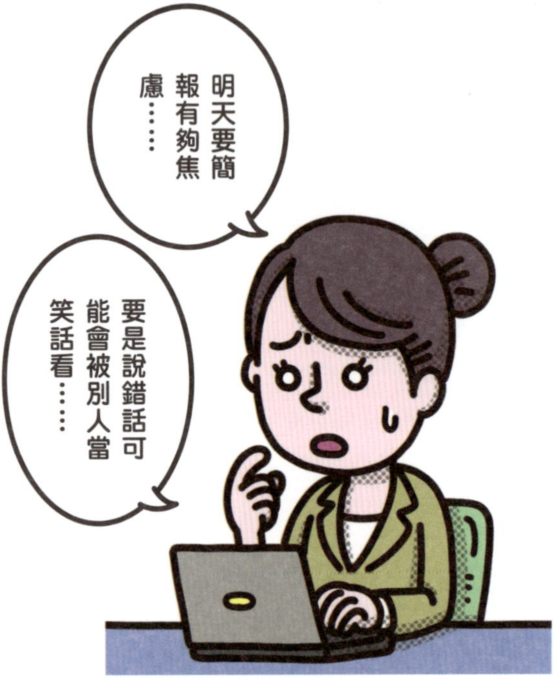
明天要簡報有夠焦慮……
要是說錯話可能會被別人當笑話看……

社交焦慮症與強迫症的共通點伴隨著「安全確保行動」儀式

社交焦慮症
SAD (Social Anxiety Disorder)

在人前或者受到矚目的情況下就會產生強烈不安、恐懼和緊張，擔心是否會由於失敗而大為丟臉、甚至強烈預期會發生這種情況而非常不安，是一種疾病。另外也叫做人群畏懼症、視線畏懼症等。

症狀

閃躲視線、預期不安、不擅長提出自我主張、口吃、手發抖、冒冷汗、臉紅等。會採取避免見面、練習會話等安全確保行動，並且逐漸成為儀式。

病況

會有小時候就怕生等特定傾向。學生時代也許別人會稍微體貼當事者，但是進了社會以後，就會在業務活動、社交或與鄰居往來等方面發生問題，因此社交與生活都會受限。

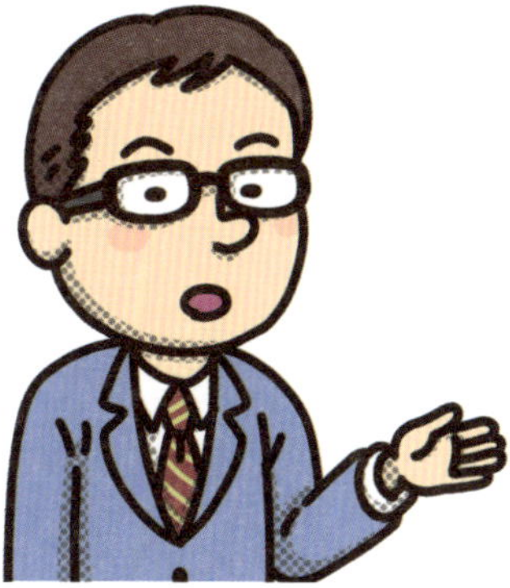

併發社交焦慮症的情況

社交焦慮症可以和身體臆形症一起治療。會合併使用藥物治療及認知行為療法，逐步練習在打扮及安全確保行動都不夠充分的情況下，習慣他人視線、受到矚目或者在人前失敗。

類型

症狀特徵 ③

臉部、身體、頭髮……在意之處五花八門

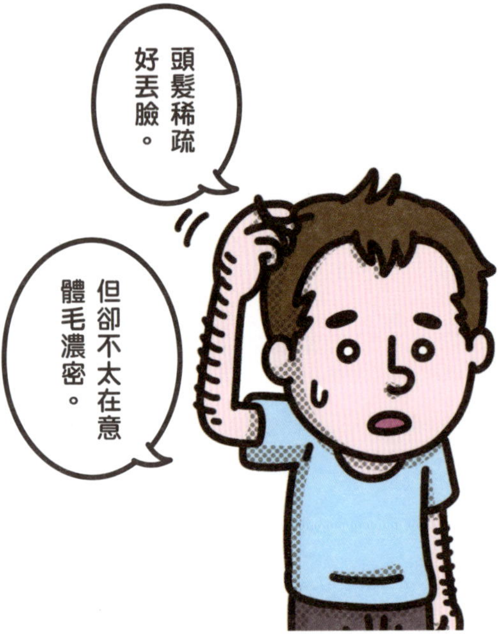

問題不是在意哪裡而是到底有多在意

在意的部分相當多樣化。就算是同一個部分，也會各有不同堅持，好比大小、顏色、從側面看的線條、摸的觸感等等。共通的就是**矚目之處會集中在一處**。就好像每天都用顯微鏡在同一個地方巡邏。因為視野狹窄就會增加死角，所以發現死角的時候就會驚訝於「這種地方居然有斑點！」而使該處成為新的巡邏地點。

「在意之處」與「不在意之處」雖因人而異，卻都集中在一處

在意對象範例

臉部 除了眼睛和鼻子等各部位形狀以外，也可能是覺得與其他零件的均衡感異常。

體格 肌肉形狀、身高、胸部或屁股的大小等，身體上在意的部分也會有所侷限。

皮膚 斑點或痣等顏色相異處、毛孔或者粉刺痘子等凹凸。

毛髮 髮量、翹起的頭髮或者髮型覺得不對勁，體毛濃密等。

堅持的特徵

特徵 1 集中在特定部分

特徵 2 也有不在意的部分

特徵 3 在意的部分會轉移

就算解決了，也會產生新的在意處

如果陷入憂鬱狀態，通常就會討厭整體容貌，但是非常在意的地方或感覺還是有所侷限。就算針對一個地方用方法解決問題以後，又會發現新的問題對象，根本沒完沒了。

類型

症狀特徵 ④

腦部的糾錯永動機造成找缺點找不完

全部都看起來像是錯誤
過於集中而無法看清整體

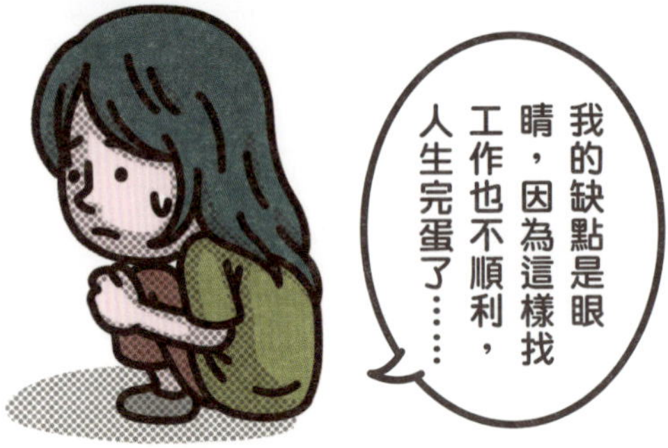

我的缺點是眼睛，因為這樣找工作也不順利，人生完蛋了……

並非如此的可能性？

↓ **身體臆形症**：集中在只有這件事情

↓ **一般**：會考慮其他可能性

身體臆形症就是在自己的容貌上找錯誤。每個人都有察覺異狀的能力，但是運用過度就會變成自動化。如果**過於專注找錯誤，就會看不見其他可能性或選擇**。能夠集中在一件事情上也是種才能，但是社會需要的是有彈性的思考能力和隨機應變。能夠配合狀況，才能發揮原本的力量。

容貌本身並不是缺點，只思考容貌的事情才是缺點

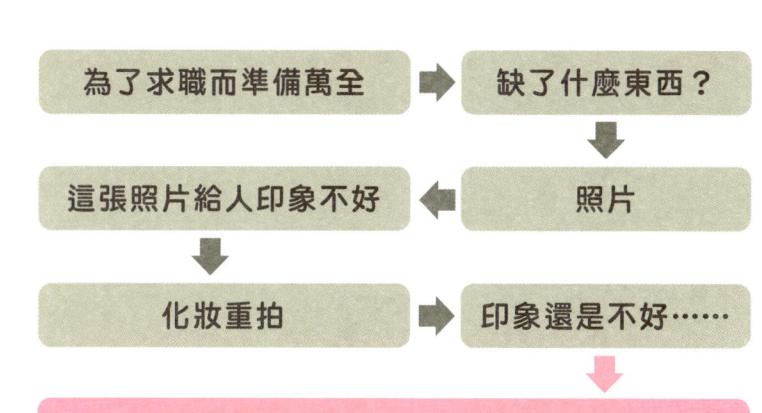

為了求職而準備萬全 → 缺了什麼東西？

↓

照片 → 這張照片給人印象不好

↓

化妝重拍 → 印象還是不好……

↓

面談官會只靠第一印象判斷嗎？
不管履歷內容有多好都會因此打回票？

強迫症及相關病症患者的腦部狀態

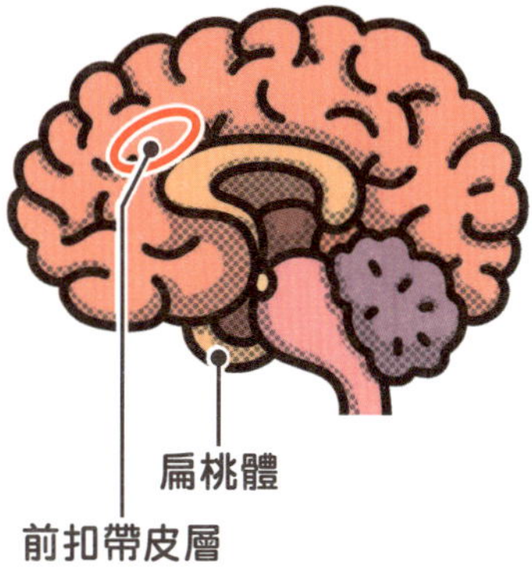

並非沒有在運作，而是有過度運作的部分

前扣帶皮層是一台糾錯機器，只要發現一點不對就會很誇張地向上報告。扁桃體會為此事加上不安及厭惡感。結果將本來毫無關係的事情連結在一起使人不安。

類型

症狀特徵⑤

無視他人評價、受困於自己的評價

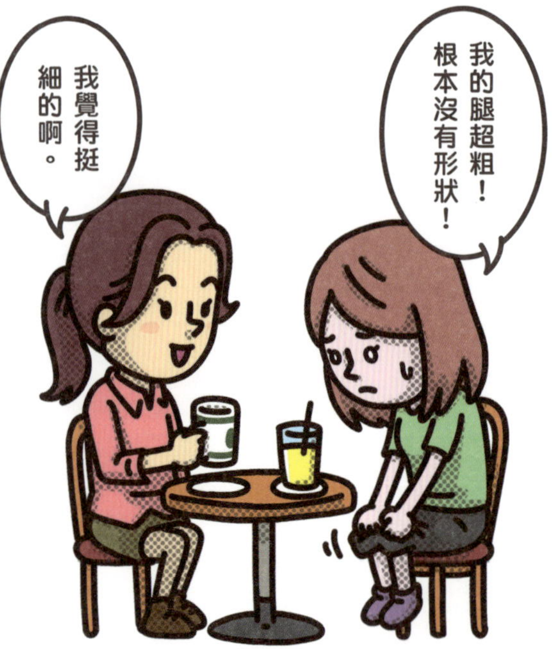
我的腿超粗！根本沒有形狀！
我覺得挺細的啊。

無論對方如何好評 標準永遠是自己那條線

身體臆形症是一種好像很在意他人，但其實並不在意、完全自我中心型的疾病。會受到自己的「太好了！」達成感或者「就是這樣！」的接受感強化。內心明確認定希望能被某個人以特定方式稱讚。**在意的事情是有否如自己所願，其他人不管怎麼稱讚自己都不重要**。現在你自己是看向何方呢？

與他人無關
追求自己可以接受、踏實的感覺

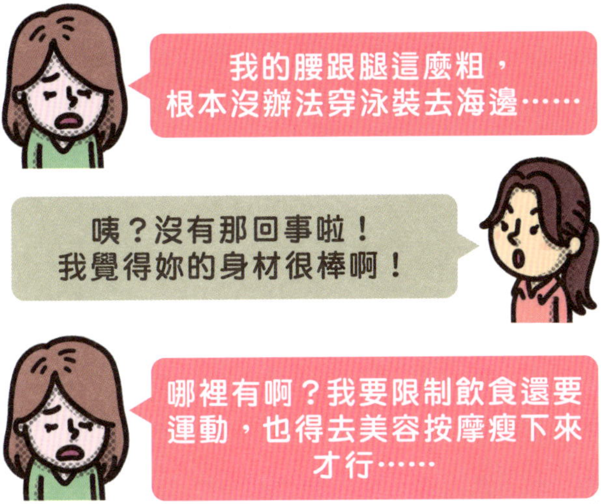
我的腰跟腿這麼粗，
根本沒辦法穿泳裝去海邊……
咦？沒有那回事啦！
我覺得妳的身材很棒啊！
哪裡有啊？我要限制飲食還要
運動，也得去美容按摩瘦下來
才行……

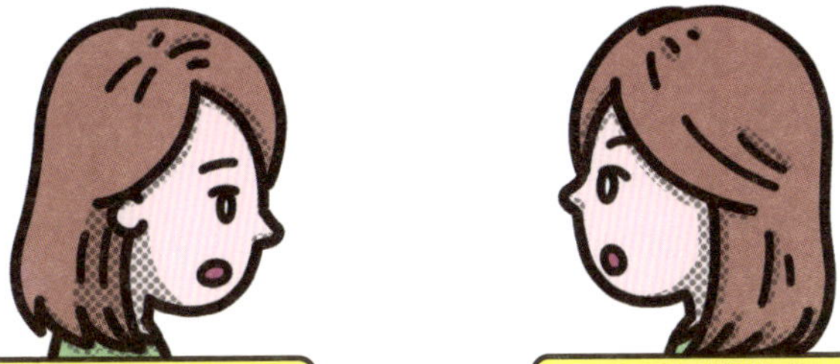

只看自己的人

- 重視自我理想及踏實感。
- 好像在意他人但其實根本不管別人。
- 眼睛只看自己腦中。

會看周遭的人

- 相較於外觀和事實，更重視人際關係。
- 忘記自己的事情。
- 眼睛朝著對方。

類型

症狀特徵 ⑥

有那麼在意嗎？「美」的標準因人而異

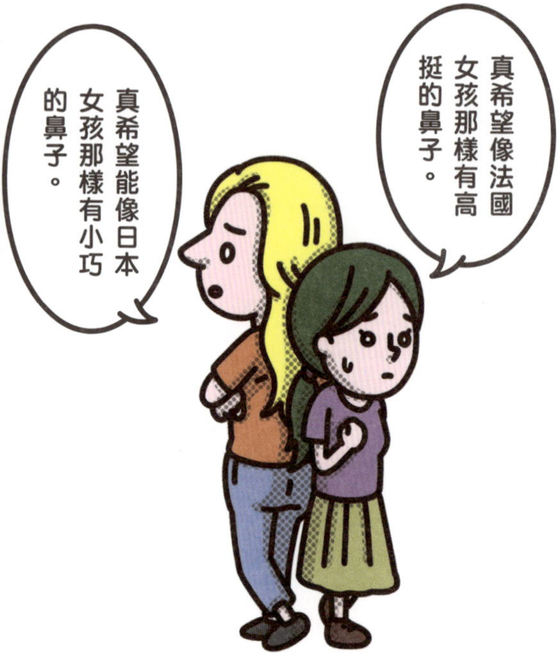
真希望像法國女孩那樣有高挺的鼻子。
真希望能像日本女孩那樣有小巧的鼻子。

想要永遠不可能擁有的東西 鄰居的草皮比較綠

你是否曾看著西洋連續劇的演員或者貴婦，想著「這樣算是美喔？」身體臆形症雖然存在於全世界，但是不同文化的美麗標準卻不同。比方說南美的女性認為屁股一定要大，但是日本人喜歡小一點。**原先美醜應該是測量健康的指標**。不過在醫療進步，現在活到80歲以上已經是理所當然，只靠美醜無法判斷健康程度。

美麗標準因文化而異 所有文化共通的規則

規則 1 用多數表決來決定的「美麗」
例 1 左右對稱性（單邊斑點等）
例 2 健康性（黑眼圈等）

生物在決定自己的另一半的時候，傾向於選擇左右對稱（Symmetry）、具備平均容貌的對象。是由於這些條件與健康相關。人類社會中雖然外觀以外的條件也很重要，但是仍然強烈殘留對於左右不對稱的異常感。

規則 2 用稀有性來決定的「美麗」
例 1 不是所有人都能達成的肉體之美
例 2 比其他人多的耳環或刺青

和他人相異的容貌無論是否受歡迎，總是受人矚目。在娛樂界或者網路影片等地方，如果想要拉出與其他人的差距，這樣會很有利。如果像運動員那樣挑戰前人沒有達到的目標，也具有同樣的機能，我們也會將此稱為美麗。

不管是什麼事情，做過火都會很奇怪。
如果專注於自己的規則，就會看不見周遭。

孔雀眼中的「美麗」標準

母孔雀會選擇具有大量裝飾羽毛的公孔雀作為交配對象。原先是因為有美麗羽毛的公孔雀通常比較健康，但逐漸轉變為裝飾羽毛數量是公孔雀受歡迎的標準。現在的孔雀已經沒辦法單純以健康來說明羽毛。「因為受大家歡迎而成為標準」這樣的理論也和人類共通。

REAL VOICE

治療體驗者真實心聲❷

「和一般人不同」無法以整型手術治好

男性・24 歲

我第一次做整型手術是在 22 歲的時候。我做了眉下眼皮切割去腫的手術、以及在鼻子填玻尿酸的隆鼻手術。對於到底能不能變成我希望的樣子，我感到不安又害怕。再過了一段時間以後，我又去做了把鼻子縮窄的手術、還有把嘴唇變薄的手術，但還是不覺得自己變成理想的容貌。

雖然我也想著「我想變帥」，但更強烈的心情是「我是不是跟普通人不一樣？我是不是比大家都糟？」尤其是特別在意第一次見面的人，到底是怎麼看我的。原先我就不是什麼能幹之人，在有人指正我以後，我就越來越在意這件事情。除了臉以外，我的打扮、言行舉止、身體疼痛和皮膚狀態等，我都在意到底是不是跟一般人一樣，結果陷入了精神衰弱狀態。

就算接受團體治療，我心中想著「我跟普通人不一樣好可怕」的心情還是沒辦法完全抹滅。但是看鏡子的次數慢慢減少了，在抱著輕微「我的容貌狀態似乎不佳」的念頭下也能出門了。或許是因為治療了身體臆形症，我的皮膚狀態也變好了。

第 2 章

症狀類型

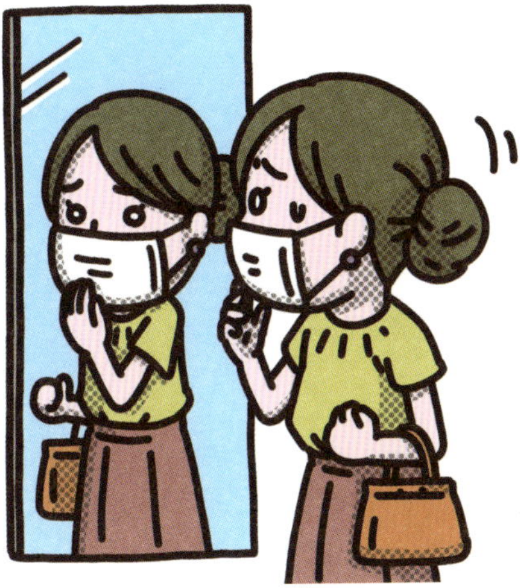

症狀及堅持對象，
有多少患者就有多少種類。
請確認自己符合或者是比較相近的類型，
確認自己的傾向。

範例①

準備強迫

花費許多時間在打扮上，根本無法出門

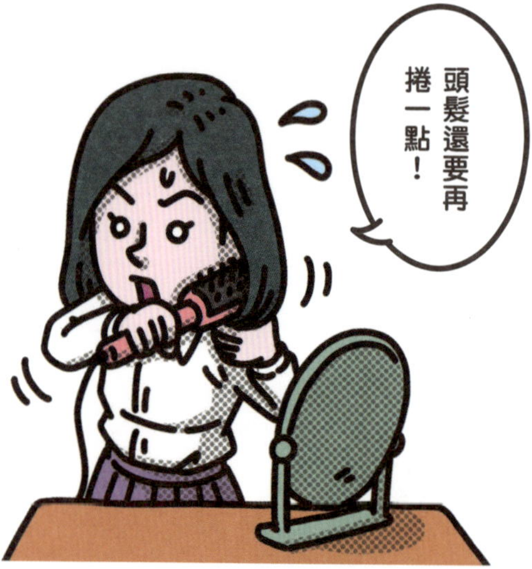

穿上盔甲，披掛上陣！但上陣前需要花的時間越來越長

外出前要淋浴、換衣服、化妝然後打理頭髮，看看鏡子覺得有哪裡不對勁就重來。為了要走到別人面前，一連串的步驟和確認方法都是固定的。**不管時間有多麼緊迫，絕對不允許省略步驟或適可而止的偷工減料**。為了確保打扮的時間會早早起床，如果沒有處理到完美就會取消外出，完全以完美為優先。

這些儀式花費的時間會慢慢變長。一開始只

為了以完美的狀態出門
就會花上大把時間準備

不安 想做好頭髮的造型

不安 總覺得看起來不太對

不安 已經重做了但還是很奇怪

一直都沒有已經做好了的踏實感，
為了追求完美而不斷重複。

要洗個臉就好，後來就開始增加導入液、化妝水、美容液、乳液等步驟。每天的負擔明明越來越大，但這也是能讓當事者感到不必多想其他事情的安心時間，實在非常諷刺。

打造出固定的規範以後，手就會記得動作。這被**稱為程序記憶，在固定時間來到固定場所就會自動開啟步驟**。腦袋一片空白卻還是能夠動手，就像是按壓氣泡紙那種感覺。一旦開始動手，就會喪失結束的時機，一直持續做到筋疲力盡為止。

另外，如果家人做出幫忙補充洗髮精、或者因此讓當事者優先使用浴室等貼心行為，反而會讓他們更加痛苦，也是這個疾病的特徵之一。

範例②

確認行為

不斷反覆看向鏡子確認自己的樣子

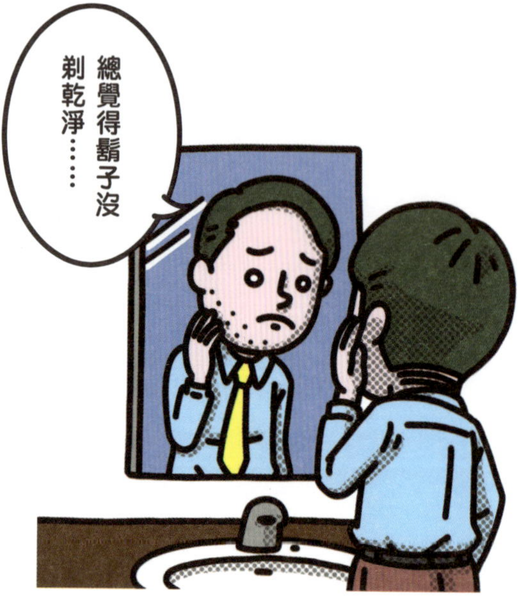

一天會照幾十次鏡子確認看到反射面就很在意

隨身攜帶鏡子、不管是休息時間或者不經意就會在意起自己的容貌是否有異常而不斷確認。除了鏡子以外，就連窗戶玻璃、手機螢幕等只要能反射的東西都會使用。有時間的時候就會看著鏡子觀察自己在意的部分，甚至會拿尺來測量。學生雖然有很多確認的時間，但出了社會以後就很困難，會找藉口一直離開座位。

外出時會開始尋找鏡子
後期會開始不相信自己的眼睛

不安 看鏡子確認自己的鼻毛有沒有露出來

不安 說不定另一邊鼻孔的鼻毛跑出來了

不安 剛剛確認沒問題的感覺或許是錯誤的

想要確認自己到底有沒有確認好。
也有人會請家人確認好幾次。

確認的方法除了視覺以外，還會試著觸碰在意的部分（觸覺）、聞味道（嗅覺）、或者使其發出聲音（聽覺）等。**確認的地方和確認方法是固定的**。當然，如果因為遇到災難需要避難，或者考試的時候就不會一直確認，但只要有自由時間就會馬上又在意起來。

確認一次以後會開始懷疑起是否真的有確認好。**為了確認到底有沒有確認好，就會想要再次確認，陷入一種彷彿成癮般的循環**。也有可能會向家人尋求保證：「看起來不會很奇怪吧？」或說「幫我看看背後有沒有怪怪的」請他們代為確認。就算家人說「沒問題喔」，也會心想是真的沒問題嗎？然後想要再次確認。

範例③

搔抓皮膚

為了調整外貌會不斷搔抓在意的部分

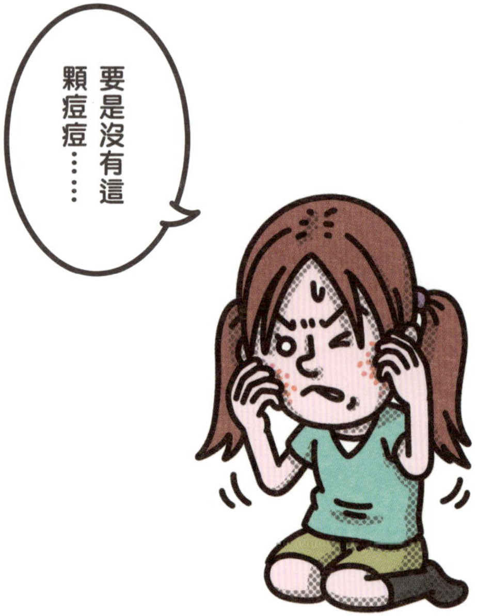

為了消磨時間開始的習慣結果無法停手

在手閒下來的時候就會去抓青春痘、疹子、瘡疤、嘴唇皮等部位，也可能是拔頭髮、眉毛或睫毛。如果**這些動作想停止卻無法停下來的話，那就有可能是皮膚搔抓症、拔毛症，若是為了調整自己外觀而做出這些動作，就會被診斷為身體臆形症**。為了調整外貌而開始做出的行為，就算想住手也停不下來，所以是否為治療對象，要看當事者有多困擾。

為了美麗而開始做的行為進入自動化 雖然想住手卻停不下來

拔毛症：沒辦法阻止自己拔頭髮、眉毛、睫毛等。通常會在特定的場所執行。

皮膚搔抓症：搔抓手指皮膚、瘡疤、青春痘等，逐漸無法停手。

↓

和意願及美醜沒有任何關係，
只是一直反覆做出這類行為。
做了以後又會責備自己無法抵抗這樣的衝動。

把多餘的東西都去除變成光溜溜的樣子會有種爽快感。去角質、磨砂、拔粉刺……這些都是把東西拔除以後會產生快感。變成習慣的根本是在於這種「弄掉啦！」的清爽感及閒暇時間。做這些事情是最能消耗時間的。

就像刮鬍子一樣，**頻繁做的事情很容易變成習慣，執行的時機和場所也是固定的**。一旦開始了就可以放空動手，確認有沒有未清乾淨的，然後埋頭於徹底去除不要的東西。

除了人類以外，鳥也會拔自己的羽毛、貓狗都會舔自己的身體，也是同樣的機制。治療是留下事情不要做完，以及習慣反向訓練（第108頁）有效。

範例④

整型
上癮

美容整型無法一次就結束，不斷重複去做

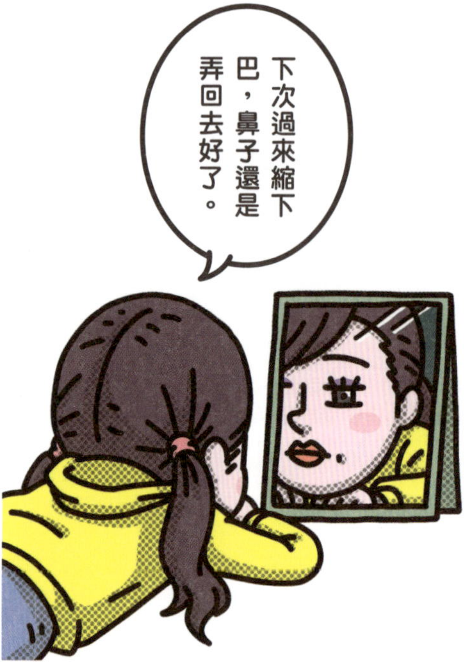

名為美容整型的特效藥
容易依賴戲劇性的變化

近年來前往美容整型的難度已經降低了。願意公開表示自己曾經接受手術的人越來越多，就連價格都低到學生也有可能去做。由於技術進步，會給人一種只要做了手術，人生就能有所改變的希望。然而**若是身體臆形症患者，就算已經依照自己想要的樣子做了手術，也還是無法滿足，會認為下次一定行，結果美容整型變成一種儀式**，所以要多加注意。就算反覆整

在意之處越減越少反而更在意變成整型上癮

	美容外科／美容皮膚科	美容沙龍
效果	長期持續	暫時性
施術	限定性	廣泛圍
目的	可以改變	療癒、會話等，因人而異
上癮	◎	△

型，結果容貌離理想越來越遙遠，也沒辦法變回原來的面貌。

讓我們比較一下美容沙龍和美容整型（美容皮膚科），思考為何美容整型比較容易反覆去做。首先美容沙龍是針對身體或者臉部整體作為美容對象，但是美容整型是針對特定小地方。**身體臆形症患者在意的部分通常會有限定範圍，而能讓該部分產生巨大變化的美容整型就相當符合**他們的心意。

接下來美容沙龍會提供「現在此處」才能體會到的舒適時間，但是美容整型則是販賣「這樣做就會更美麗」的強迫觀念。另外，美容沙龍通常還附帶閒聊，但是美容整型可以在最低要求內進行手術。就算不擅長聊天，也能夠撐一下就過去了。

範例⑤

執著美容

為了美容而無限制花費時間與金錢

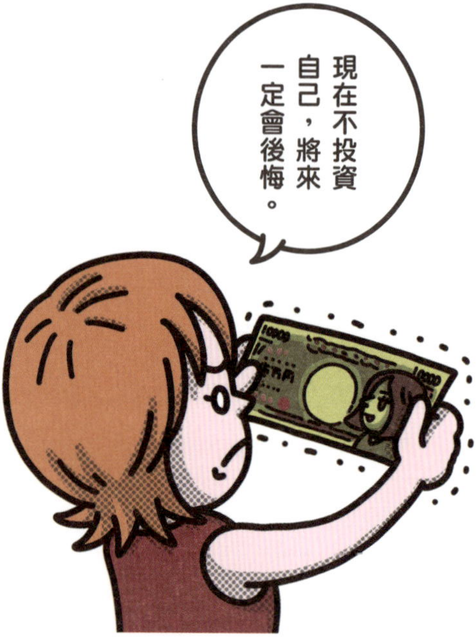

同時會伴隨人際關係與金錢問題的副作用問題

身體臆形症的症狀並不完全僅止於自我中心的行為。維持管理美貌的金錢花費會越來越高。化妝品、美容沙龍、美容院、皮膚科、美容整型等費用會定期發生。以學生來說，可能會跟爸媽撒嬌要錢、或者去威脅別人要錢。當中還有人會謊報年齡去從事賣淫相關工作，結果因此遭遇危險。若是成人則會費心思去借錢或貸款，但**只要不停止治療，支出就不會減**

「局部完美　整體惡劣」花費金錢在美容上，這件事情本身變成目的

○堅持美容的副作用問題範例

金錢問題	衝動性借了大筆金錢，或者跟認識的人借錢。
違法行爲或勞動	謊報年齡工作、進行援助交際等，犯法也想確保金錢來源。
與施術者產生糾紛	手術結果不如意，結果告上法庭。就算勝訴了也無法恢復原樣。

少。

對於美麗的憧憬可以推動經濟，這可不是說大話。商品和服務提供者都會積極做廣告宣傳，但他們的目標客群並非為了美麗會拚上性命的身體臆形症患者。

尤其是像**美容整型這種無法復原的手術，很容易成為麻煩來源**。日本雖然比較少，但還是會有對結果不滿意而告上法院、對美容外科醫師造成龐大壓力的事件。

就算短時間覺得幸好有花錢投資，但沒有解決根本上的問題。修復人際關係也很花時間。必須將這些都考慮在內，重新看待整體生活。

範例⑥

隱藏缺點

口罩、墨鏡、帽子……外出時把在意的部分藏起來

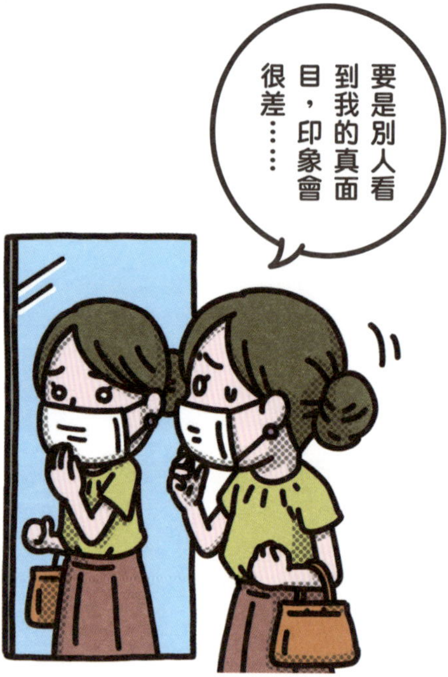

把發臭的東西蓋起來只是反效果 無法隱藏焦慮和羞恥心

相較於那些看慣了的東西，人類其實對於被隱藏起來的東西更為關注、也會表現出有興趣。而把那些東西藏起來的當事者也是一樣的，藏起來反而更在意。他們會想著當隱藏的東西公開的時候，周遭的人會有什麼樣的反應？也許會後悔早知道還是藏著就好等等，然後掉入身體臆形症的陷阱。

新冠肺炎的時候因為推廣戴口罩，所以習慣

並非因為在意而隱藏
是因為隱藏反而在意

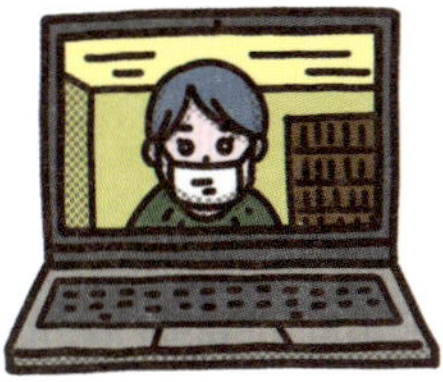

遠端工作受到推廣

線上會議也戴著口罩參加

盡量不聚會

習慣藏起來以後，曝光的難度就變高。

↓

曝光時機造成強迫觀念。

了戴口罩的樣子以後，就有人覺得要把口罩拿下來露出嘴部非常害羞。這就像是每天都戴彩色隱形眼鏡和假睫毛的人，如果沒有戴這些東西就出門，會覺得自己好像裸奔一樣。**其實並不是因為在意而隱藏，有時候是因為藏起來反而令人在意。**

另外，在評定對方的時候，除了美醜以外，表情也是判斷材料之一。美醜重視的是左右對稱，但是據說表情要左右不對稱才代表真實。我們會以表情來判斷眼前這個人是否可以信任。**不管有多麼順利隱藏自己在意的部分，也會因為「是不是露餡了」而感到焦慮，同時也無法隱藏羞愧感。**

範例⑦

聚餐恐懼

在意齒列整齊及牙齒顏色，結果避免與人聚餐

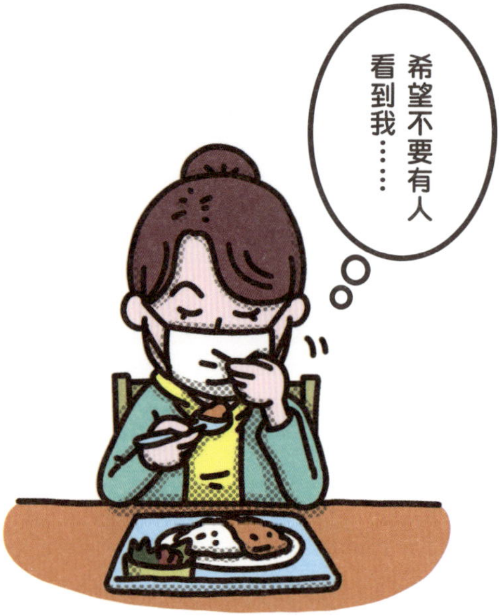

害怕在人前吃東西的聚餐恐懼也沒辦法開口笑

因為在意齒列整齊或牙齒發黃問題而花費很多時間刷牙，並且避免讓人看到自己的嘴巴。非常在意自己吃東西的時候，周遭看來是如何，避免跟家人以外的人一起吃飯，這就稱為「聚餐恐懼」。聚餐的時候必須一邊把食物送進嘴巴、一邊說話，還得在意他人視線、也必須做出表情。因為必須確認非常多方面的事情，結果根本無暇享受食物。

與社交焦慮症重疊 也有人不善表現情緒

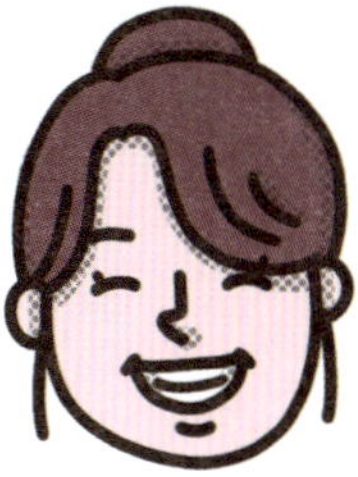

讓牙齒露出來，
情緒表現會比較豐富
（大笑、威嚇等）。

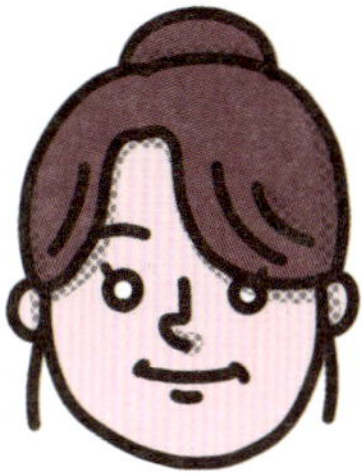

閉上嘴巴
就很難讀取情緒
（撲克臉）。

社交焦慮症患者光是要做出表情就非常困難了。讓人看到牙齒是一種情緒表現以及意志表現，像狗如果露出犬齒代表威嚇就是非常好的例子。患者在發怒的時候不會「齜牙裂嘴」反而緊緊閉上嘴巴；要**對地位比較高的人露出牙齒大笑也需要非常大的勇氣**。用餐的時候因為非得張開嘴巴不可，所以有人甚至非常不會應付這樣的狀況。

另外還有因為「會不會嘔吐？」這種強迫觀念而避免參加聚餐的「嘔吐恐懼」。這和身體臆形症不同，條件是因為害怕在人前嘔吐會相當丟臉的強迫觀念，以及喉嚨梗住般的嘔吐反應。治療方法可以靠「暴露療法」來逐步習慣。

範例⑧

感覺強迫

在意下顎感覺和咬合問題，就診與治療化為儀式

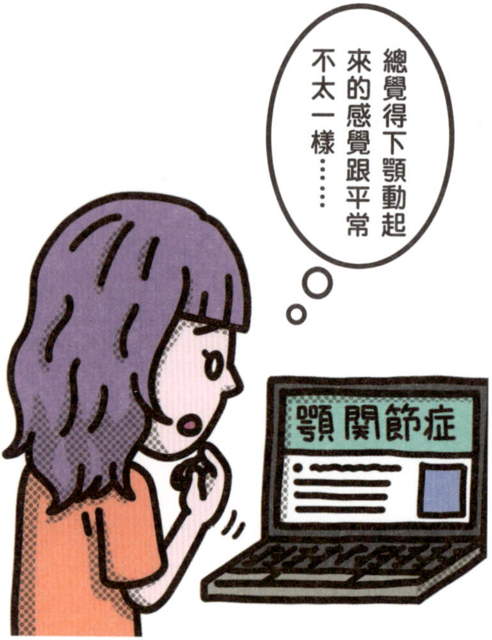
總覺得下顎動起來的感覺跟平常不太一樣……
顎関節症

身體臆形症和感覺強迫疊合在一起

這個症狀不是單純的身體臆形症，而是**強迫症中的感覺強迫的一種**。和美醜並無關係，但也有一些身體臆形症患者同時有此狀態。肌肉僵硬、緊繃的感覺、疼痛、牙齒咬合等等，非常**在意身體小小的異常感，並且想要排除這種感覺。這個行為會成為儀式，結果感覺更加敏銳而陷入惡性循環**。一個問題解決以後又會找到下一個在意的對象，特徵就是在意的部位一

對於左右對稱的堅持
身體臆形症與強迫症的界線

鼻中膈彎曲

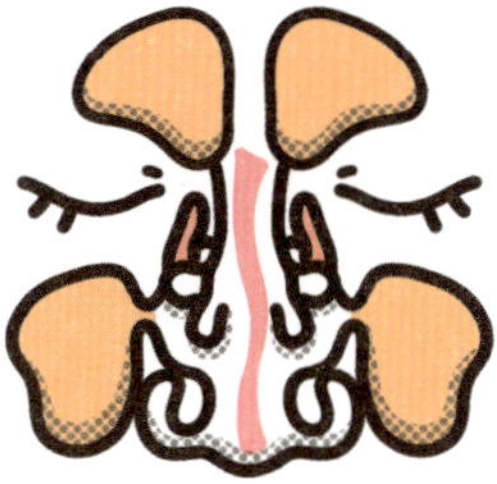

分隔左右兩邊鼻孔的鼻中膈彎曲嚴重，所以會出現慢性鼻塞、以嘴巴呼吸、打呼、頭痛、嗅覺障礙、鼻血等症狀。

顳顎關節症候群

下顎疼痛（顳顎關節炎、咀嚼肌痠痛）、嘴巴張不開（開口障礙）、挪動下顎就會有聲音（下顎關節雜音）為代表性症狀。

陣一陣會改變。

對於美醜根源的左右非對稱異常感也會出現在此處。身體的不平衡除了視覺以外，還會使用內部感覺及固有知覺來確認。另外還有在意小聲音的聲音厭惡症、耳鳴等也都包含在感覺強迫裡，會追求這些東西不存在的理想狀態。

當事者很難發現這種堅持本身是一種疾病，彎曲的鼻梁是鼻中膈彎曲；下顎異常感是顳顎關節症候群、或者需要牙齒矯正等，診斷名稱和治療選項眾多也是造成難以判斷為精神疾病的原因之一。**要到處求診以後才會慢慢發現問題**。另一方面，這種人反而不太在意骨折等級的強烈疼痛或者高燒，在逆境中反而非常強悍，實在很諷刺。

範例⑨

身高卑劣感

在意身高太矮，放棄求職與戀愛

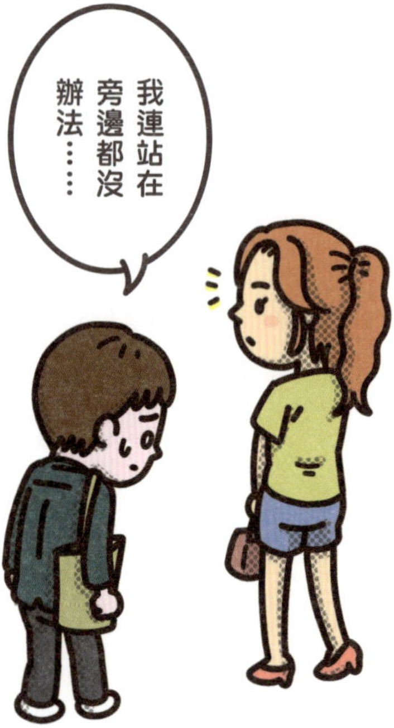

就算知道無法改變還是在意與生俱來的特徵

身高是無法改變的特徵之一，就算有來自周遭人的鼓勵，聽起來也只是同情。在意自己不夠高的人，除了會用鞋子來調整以外，也會服用能夠增加身高的保健食品、或者憧憬切斷腿骨來伸長的手術。相反地在意自己身高過高的人則會駝背讓自己看起來矮一些。除此之外還有在意臉部大小或者短腿的人，應對方式只能選擇可以隱藏臉部的髮型或者隱藏身材的服

想要平凡些也是症狀之一
大多數人不喜歡過於醒目

身高太矮
- 害怕被取笑
- 看起來年紀小
- 會尋找變高的方法

身高太高
- 駝背或盡量縮著身體
- 不太關注服裝
- 在意全身平衡

↓

因為應對方式很少，所以容易窩在家。
治療方法是要習慣他人視線。

裝。

這個傾向的**患者多半不想過於醒目，因為應對方式很少，所以可能會避免外出、甚至出現憂鬱症狀**。

實際上有研究指出美醜會影響收入，而且男性更為顯著。似乎也有統計可看出被認為長相醜陋的男性，與外貌平均的男性相比，年收入比較低。另一方面，上了年紀以後，美醜造成的不公平就會消失。也就是說，年輕的時候收入取決於能得到多少機會；年長以後得到的評價則來自年輕時累積起來的經驗。由這個結果看來，**相較於醜陋本身，因為在意醜陋而失去機會的影響反而比較大**。

範例⑩

性器官卑劣感

在意性器官或胸部大小、形狀，避免發生性行為

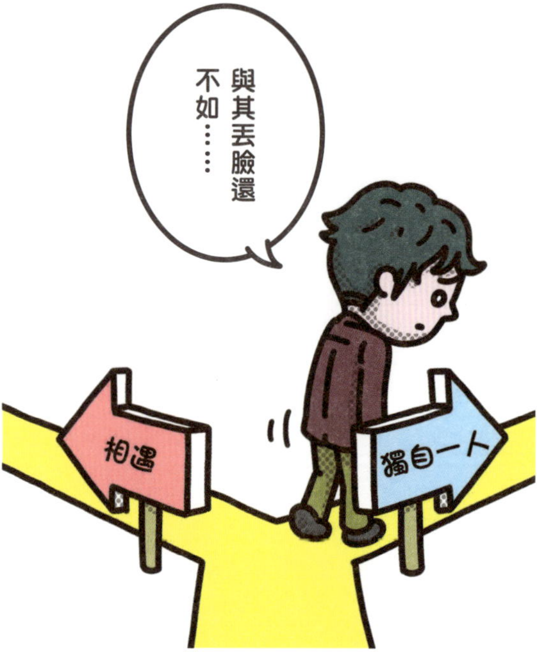

無法對人述說對性器官的固有情結

對於性器官的固有情結，據說男性比女性還要多。「會不會被認為太短」、「可能會被嘲笑」等等，擔心個沒完沒了，也會成為同性的嘲弄對象。有時候則是手術後才開始在意。由於是非常私人之處，因此**想要隱藏在意的部分，反而更加在意，變成獨自一人與強迫觀念戰鬥**。

從生物學上的性別區分來看，以男性來說有

不知道一般的尺寸或顏色 看不見更有想像空間

○對性器官的固有情結範例

乳房形狀、尺寸	陰毛濃密度、陰部氣味
陰莖形狀、尺寸	乳頭尺寸、顏色
小陰唇的形狀	手術後的變化

大多會進入不被打擾的空間進行確認或保養手續。喪失了停手的機會。

陰莖的形狀、尺寸、勃起狀況、乳頭和乳暈的大小等，也有人會在意胸部大小。而女性則會在意胸部和乳頭的形狀或大小、顏色、小陰唇的左右對稱性和顏色、陰蒂的大小等。也會在意性交時陰毛的量和陰部的氣味，結果**除毛和清潔逐漸化為儀式**。性器官的顏色和形狀的個人差異相當大，何謂一般的性器官根本沒有明確定義。縮小乳房的手術可以減輕乳房重量和減少肩頸僵硬，另外也有個好處是選購內衣會比較輕鬆，不過如果想藉此調整自己的外貌，那可是沒完沒了。

一旦進入無人打擾的房間裡開始確認，就會失去寬心的機會。一般人根本不會在意自己是不是和別人一樣。

範例⑪

拒絕上學 窩居在家

討厭在學校拍攝團體照片，沒辦法去學校

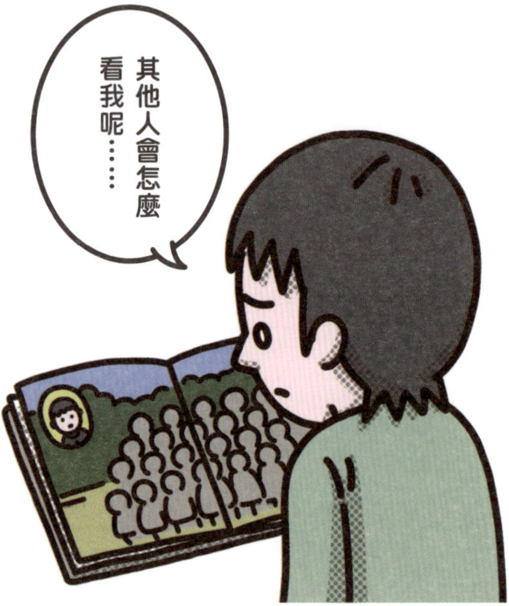

身體臆形症是拒絕上學的原因之一

從上了小學以後，就有許多與他人比較的機會，在家裡也要一個人打理自己的裝扮。如果有早起之後占據洗手間，或者淋浴的時間特別長等傾向，就要懷疑可能是身體臆形症。要說明自己討厭什麼，對大人來說也是很困難的事情。所以**除了做不到的事情以外，也要觀察能做到的事情**。

有時候學校的貼心也會造成反效果。比方說

霸凌、心理障礙、發展障礙？周遭的貼心反而造成阻礙

應對拒絕上學

拒絕上學的背後隱藏著各式各樣的因素。比起學校，在家裡更為舒適的話，就沒有去學校的理由了。學校也是建立人際關係的練習場所，因此要思考讓孩子盡早回去的方法。

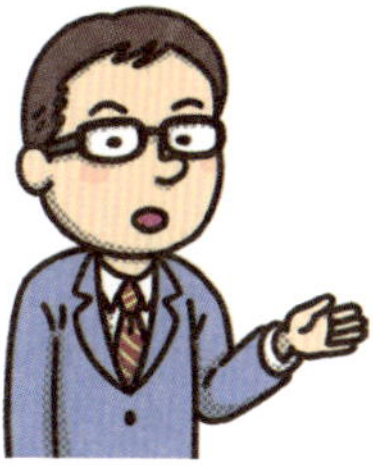

是否要早起，要不要出門還是要尊重當事者的意願。家長不必強調去學校是理所當然的事，而是要協助孩子分析去學校有什麼樣的優點、在家裡又有什麼樣的優點。

為了遮蓋濃密體毛所以穿長袖長褲，結果之後光是要把袖子或褲腳捲起來都不太行，症狀反而惡化了。如果父母親過於體貼而讓學生平日白天在家也覺得非常快樂，那麼就沒有去學校的理由。**拒絕上學的原因包含了身體臆形症及多種原因**。

靠著線上授課，有一部分的人比較容易聽課了。但是相對地就是在面對面課程和求職方面反而變得難度更高，因此身體臆形症患者要回到面對面的社會非常辛苦。長大以後依然必須面對霸凌或被說壞話。就算有討厭的事情也要以「想做的事情」為優先，必須訓練心靈強度。

範例⑫

肌肉醜陋畏懼

餐飲、保健食品、訓練……變成以肌肉為重心的生活

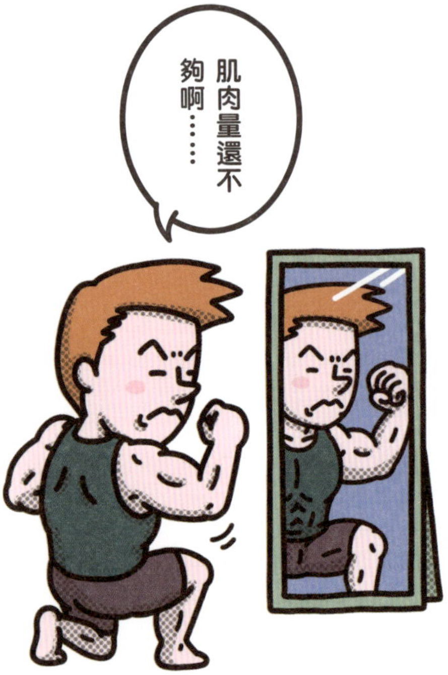

以男性和運動員為多 肌肉醜陋畏懼的實際情況

身體臆形症的診斷標準有一個項目是「肌肉型」。男性有許多人會覺得自己的身體是否過於虛弱、是否不夠結實或者不夠強壯、肌肉是不是變少了等等強迫觀念，因此會進行肌肉訓練、吃保健食品或者經常喝蛋白飲品、餐飲限制等儀式。這種類型有許多人會併發**物質使用障礙**（藥物上癮），**尤其是有報告指出很容易過度使用肌肉增強劑**。

肌肉訓練也會上癮!?
一心認為自己身體虛弱

肌肉醜陋畏懼會出現的生活問題

問題 1 **營養不均衡。**

問題 2 **集中在肌肉訓練上，對工作及人際關係漠不在乎。**

問題 3 **使用肌肉增強劑，導致荷爾蒙失調。**

因為看起來好像很健康，所以非常難發現生病。精神疾病和自殺率都偏高。

肌肉增強劑是由人工合成的物質，與男性賀爾蒙有相同功效，也是大家知道所謂的禁藥。除了由醫療機關開出的處方以外，也可以在網路上買到。**藥物影響會使男性荷爾蒙增加而讓睪丸縮小、使性功能下降。女性則會造成生理期停止**。

對訓練本身上癮的運動員也會產生弊害。比方說長距離跑步持續下去的話痛苦就會消失，腦部會釋放腦內啡（β－內啡肽），稱為跑者興奮。**就算是下雨或者受傷狀態下也沒辦法停止跑步**。另外看起來很健康的健美者的自殺率很高，推測也和身體臆形症有關。

範例⑬

禿頭畏懼

在意頭髮稀疏，看到生髮、增髮廣告就很痛苦

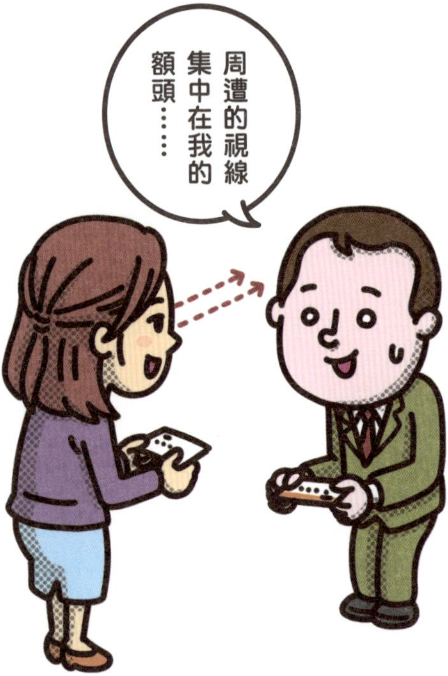

隱藏起來更加惡化也會是隨老化而生的強迫

就算周遭之人覺得看起來還有很多頭髮，當事人也會抱持著「我是不是有點禿」的想法。**無論實際上有沒有禿，使用生髮、增髮劑或者隱藏起來反而會惡化。**甚至有人為了隱藏髮線還會自己剪頭髮。就算是頭髮，也會有特別在意的部分，因此即使是髮型獨特也不在意，完全是「藏頭不藏尾」的鴕鳥心態。

一般來說人老化以後，也就比較不在意自己

尋找與過去容貌不同的錯誤之處
原先就有的傾向隨老化而更加顯著

○隨著老化而在意起的症狀範例

頭髮稀疏　白髮　皺紋　斑　痣

水腫　傷痕　脂肪　體型

↓

- 將時間與金錢耗費在醫療、美容、健康商品等方面。
- 過於隱藏在意的部分，討厭變得醒目。
- 和過去的自己比較，受限於過往的自己。

的外觀，但是有一部分人會繼續做相對應的儀式。有幾根白頭髮就會很在意、一定要拔掉，但幾乎都是白髮的話就會看習慣了。然而去斑雷射或者增髮治療藥等技術進步以後，**反而延長了在意外貌的時間，所以不久後的將來，身體臆形症可能也會高齡化**。

年紀增長以後，憧憬的樣貌及美麗標準也會有所改變。人類覺得眼睛與臉部比例上來說，眼睛較大的嬰兒那種臉（嬰兒臉）很可愛。隨年齡增長，臉部脂肪減少，就會看起來比較長。從這種「大人臉」感受到的知性及聰慧，也能讓人找到美麗。

範例⑭

體臭畏懼

在意自己的體臭，避免擁擠的地方

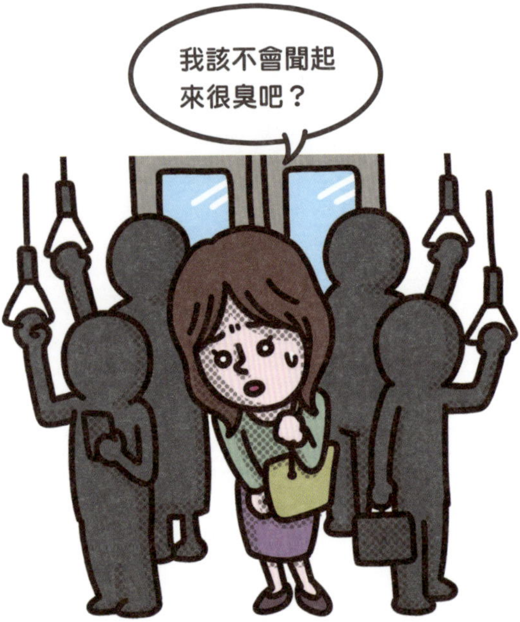

潛藏著強迫觀念的體臭畏懼 想避開什麼則因人而異

「體臭畏懼」的症狀是認為其他人會覺得自己臭的強迫觀念。儀式有使用止汗劑、消臭劑，避免自己進入公共交通工具等擁擠的地方。這個**症狀的特徵是無法以嗅覺確認**。就算有異臭，鼻子也會馬上就習慣了，所以會有幻臭而非幻聽，會被誤診為妄想。

治療方面必須從找到「如果自己聞起來很臭，那會有什麼困難」這點開始。就算症狀相

腦袋裡滿是除臭體臭畏懼的特徵

迴避項目的種類

被害恐懼	討厭其他人覺得自己很臭。想維護自己的評價和形象。
加害恐懼	擔心自己會造成他人不愉快。自己髒還沒關系，但是害怕造成周遭的困擾。
感覺強迫	和平常不一樣的體味異常感會成為最後一根稻草。除了體味以外，可能也不太喜歡香水或柔軟劑的味道。

知道想要避免什麼事情，是治療的關鍵。

同，原因也因人而異。有畏懼他人視線的「**社交焦慮**」；希望被認為是社會地位較高之人的「**社會底層階級恐懼**」；想維持不管是外觀還是氣味都百分之百漂亮的「**完美主義**」；想消去腦中「是否很臭」念頭的「**潔癖**」等等，理由五花八門。

相似的症狀還有在意肚子聲響的「腹鳴恐懼」、在意汗水的「多汗症」等等。這些**全部的根基都建立在擔心自己的評價下滑這種強迫觀念，因此試圖控制身體反應**。多汗症另外可以使用肉毒桿菌治療，但與其他症狀一樣，開始處理之後也是會反覆發作。

範例⑮

自傷行為

以傷害自己的方式來消除焦慮和壓力

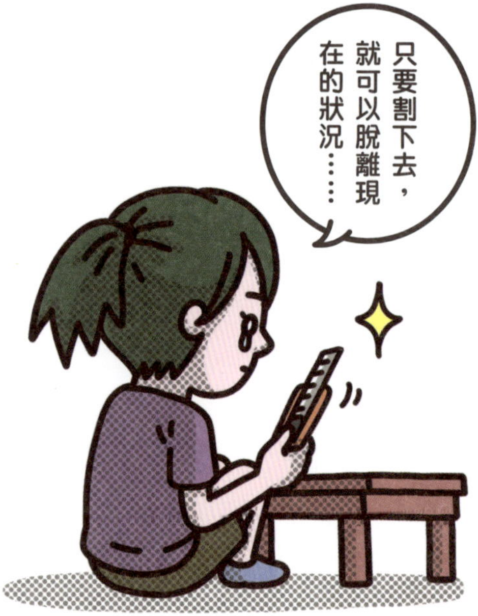

自傷包含各種行為在內 重要的是置換成其他行動

女性通常是撞牆、咬自己、抓傷自己；男性則傾向撞牆或毆打自己。除此之外還有刺傷自己、燙傷自己、服藥過量、酒精攝取過量、絕食、開耳洞等。據說**反覆傷害自己，就會不容易感受到傷害自己造成的疼痛**。自傷變成習慣的人半數以上都感受不到疼痛，有研究指出感受到強烈疼痛的人低於10％。

另外，據說就算沒有在做自傷行為的時候，

自傷行為、自我破壞性行動

行動機能

矚目

自傷行為容易受到矚目。除了傷痕彷彿時尚配件受到稱讚以外，也能增加擔心的視線、家人說服自己停手的頻率。
→對應：盡可能以其他方法獲得矚目。

感覺

衝動進行作為消除壓力的方法。
會讓心情暫時變輕鬆，但沒過多久又會想重複行為。
在沒什麼開心事的時候也可以用來耗費時間。
→對應：置換成安全的行動。

↓

這對當事人來說是有意義的行為，強硬阻止會造成反效果。

對於疼痛也會變得非常遲鈍。一般來說壓力過大的話，痛覺會變敏銳，但是做出自傷行為的人痛覺卻會低落。

所有行動的機能分為以下四種。①獲得矚目、②得到物品、③得到感覺、④迴避討厭的事情。自傷也有各種意義。和拔毛一樣**可能會變成習慣性行動，下意識做這些事情**。身體臆形症患者就算會破壞家具、或者把家中牆壁開了洞，也不會傷害陌生人。請**不要強硬阻止他的行為，而是置換成具有相同功能的其他行動**。

範例⑯

影像加工

在上傳到社群網站前的安全確保儀式 影像加工、強迫修正

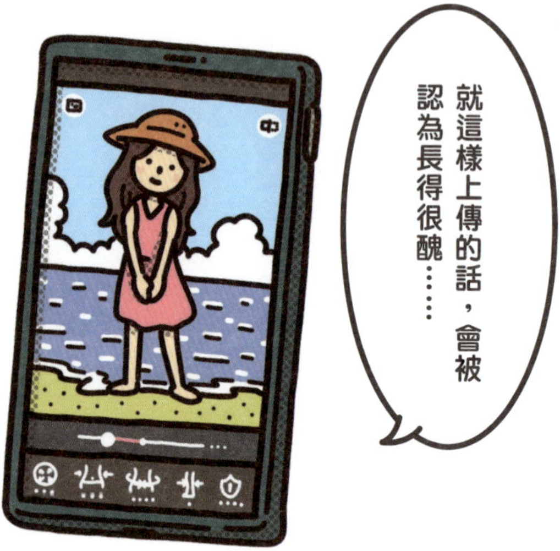

照片與理想的差距 無法阻止自己尋找錯誤

回顧以前的畢業紀念冊，是否曾經覺得「我是長這樣嗎？」的異常感呢？由於智慧型手機的普及，影像修正變得相當普通，同時也因為照片解析度提升，因此連原本肉眼不太在意的部分也都變得明顯起來。

在把照片上傳到社群網站以前，如果**堅持修補然後確認，接著繼續修補的話，那根本永無止盡**。這是因為不斷冒出認為「會被某人看

現代社會才有的「快照身體臆形症」是什麼？

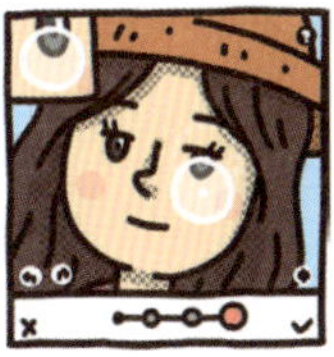

- 改變臉部零件
- 改變肌膚顏色
- 改變臉或身體形狀

- 不希望別人覺得自己醜陋或不自然
- 不上不下的狀態會覺得心煩意亂
- 希望讓人覺得完美

一直到能接受為止都無法停下手來。

見、別人怎麼看」或「或許會被拿去做壞事」等等強迫觀念。一旦腦中揮不開強迫觀念而開始執行安全確保儀式，就無法停下手來。當事人必須不斷確認「沒有風險」，「已修改的部分」還比較好確認，但是「沒修改的部分」會讓人更疑神疑鬼而再三反覆確認。

說到底我們的眼睛根本不會正確捕捉對象。大家有沒有這樣的經驗呢？就是走在街上的時候發現自己的身影倒映在玻璃上，結果忍不住再看一眼。每個人看起來的樣子會受到周遭光線、和誰在一起等因素的影響。眼角餘光看到的樣子，和正眼認真看的樣子也會不一樣。**覺得每次都看起來一樣，根本是誤解。**

REAL VOICE

治療體驗者真實心聲 ❸

我在鏡子裡看見的，並不是自己的臉

女性・19歲

我一直很討厭自己的臉，跟別人比較就覺得心情低落，甚至討厭讓朋友看見我的臉。鏡子、手機畫面、路邊的窗戶等等，我明明不想看到那些會照出我的臉的東西，卻忍不住要去確認自己的樣子，每次看都覺得很痛苦。現在回想起來，感覺起來倒映在鏡中的似乎不是自己的臉。鏡子裡的我眼睛小到不行、鼻子非常大、輪廓也看起來很奇怪。

我半開玩笑的跟爸媽說我想去矯正還有整型美容。父親因為我上了大學後越來越嚴重而非常擔心，因此去幫我找了醫療機關。

我也很迷惘是不是該就診，因為我很害怕出門，而醫院離我家有段距離。但是開始治療以後，我才發現這種負面思考方式讓我損失了不少東西。治療結束以後，我覺得前往就診的選擇真是太好了。因為我在學校每天都過得很充實，覺得現在是我人生最快樂的時期。

我可以變得積極正向，是因為在團體治療中感受到「煩惱各種事情的並不是只有我一個人」。了解每個人都有自己的煩惱以後，我看待周遭的方式也就不一樣了。

第3章

原因與治療

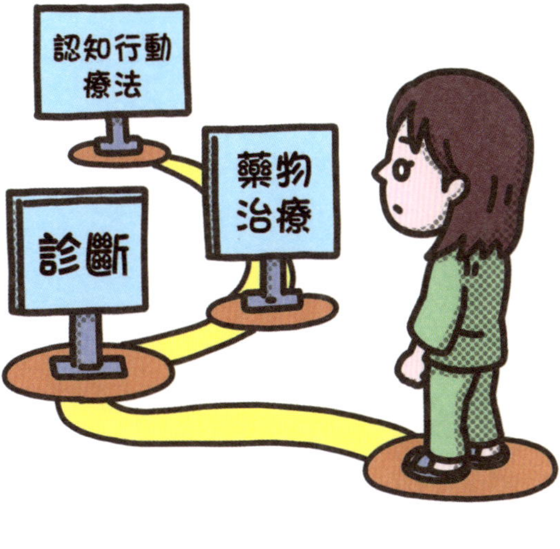

掌握自己的狀態以後，
最好盡快開始治療。
不管是哪種治療方法，
目標都是自己改善。

前提知識①

人生目標明確化

希望接下來如何？有目標就是治療的第一步

練習想像自己想要成爲的樣子

Q 你希望自己死之後，參加葬禮的人覺得自己如何？

例：是個機靈的人／沉默寡言

A

與其思考應該如何不如思考想要如何

人生最重要的事情只有美麗嗎？每個人重視的價值觀有許多項目，也會因時間流轉而跟著轉變。選擇將來的道路、就職地點、結婚對象的時候，自己並非依據「應該怎麼做」而是以「想成為怎樣的人」來決定。這**只有當事者自己可以做出決定**。

在意外貌，根本上隱藏了當事人的價值觀。

你希望的是受到許多人矚目？還是與少數人建

重視的價值觀是什麼？尋找真正想做的事情

價值觀範例

想受到矚目	想和某人在一起
禁慾	幽默
向上心	獨創性
謙虛	無名英雄

立親密關係？重視與他人不同的獨特性，或認為周遭的協調性和謙虛優先？重視的部分因人而異。

精神病理學的目的是尋找疾病成因。將人類區分為正常與異常，並且讓異常轉變為正常就是治療。但是「正確的裝扮」和「普通的打扮」這種東西根本就不存在，如果無法定義何謂正常，那麼正常與異常的二分法根本就沒道理。

首先把自己重視的價值觀寫出來，並且列出死前想做的事情。**治療的終點並非把病治好，而是能去做自己想做的事情**。

前提知識②

追究原因的陷阱

無論如何努力找原因，都對治療毫無幫助、也無法解決問題

常見的原因追究

過去的心理障礙
霸凌

父母養育方式
教育環境

疲勞
壓力

當事人性格
發展障礙

↓

這些都無法改變！

過去無法改變 能改變的是未來

我們在陷入不愉快狀況的時候，就有找出原因的習慣。比方說「因為累了所以狀況不好」、「狀況不好是因為累了」這樣，一旦開始找原因，就很可能無視其他因素造成的不良狀況，一心認定疲勞就是萬惡的根源。因為爸媽教育方式不好、因為我天生就是這種個性、因為我有過往的心理障礙……就算那些真的是原因，過去也無法改變。

一旦落入追究原因的陷阱就會延緩治療

追究原因造成的負面連鎖

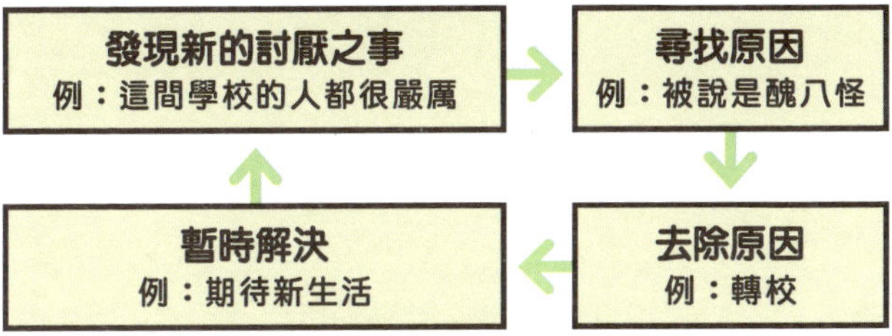
發現新的討厭之事
例：這間學校的人都很嚴厲
尋找原因
例：被說是醜八怪
去除原因
例：轉校
暫時解決
例：期待新生活

成為原因的因素無限多，會變得沒完沒了。

人類會想把帶來不良結果的因素趁小拔除。

如果逃避討厭的事情，之後又出現討厭的事情時，就會有更強烈的拒絕反應。

這和免疫系統是相同的原理。如果避開曾經出現一次過敏反應的物質（過敏原），之後只要接觸到一點過敏原，身體就會出現過度反應。現在的過敏治療是讓身體慢慢習慣少量過敏原，藉此抑制過敏。這稱為免疫耐受。

為了要從「被討厭的事情追著跑」狀態下脫離，捷徑就是好好面對討厭的事情。精神科醫師和心理諮詢師也是一樣，必須要注意不能一起落入追究原因的陷阱。

前提知識③

改變行動

價值觀是不會變的！不要改變思考方式而是改變行動

由日常的小行動開始 思考方式也會改變

為了改變未來，能夠做些什麼呢？書店陳列著許多改變思考方式的自我啟發書，但只有讀這些東西是不夠的。

思考方式可以不用改變，但是為了能夠**接近第80頁上自己重視的價值觀，就從行動開始改變吧**。如果想重視的是受人矚目，那就從這點開始思考，將行動轉移到接下來一小時可以做的事情。

根據價值觀改變行動！

想受到矚目

↓

拓展人際關係

↓

向某個人搭話

↓

在 SNS 上追蹤其他人的帳號

從現在能做的事情開始！

思考方式可以維持原樣
試著改變既有的習慣

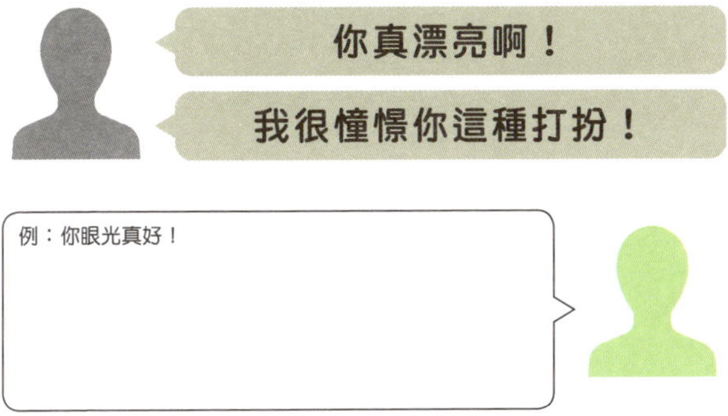
你真漂亮啊！
我很憧憬你這種打扮！
例：你眼光真好！

請寫下和平常不一樣的回答！

首先請**稍微改變平常的習慣**。如果容貌受到別人誇讚，你會怎麼回答呢？尤其不是自己擁有自信的部分，而是偷懶沒有保養之處就被抽象誇什麼「真厲害」之類的，你會怎麼反應呢？請想像一下真的被誇獎的場景，試著做出搞笑反應。這種練習也可以應用在對付嘲笑或嘲諷方面。畢竟無法阻止對方，那麼就要改變自己的反應。

下面介紹的是上癮症的自助團體會使用的「寧靜禱文」一節。

「請讓我能夠接受自己無法改變之事，並冷靜下來；請讓我擁有改變那些能改變之事的勇氣，並且給予我區分兩者的智慧。」

希望能對大家改變自己有所幫助。

治療時機

要不要治療？不要忽略求診時機

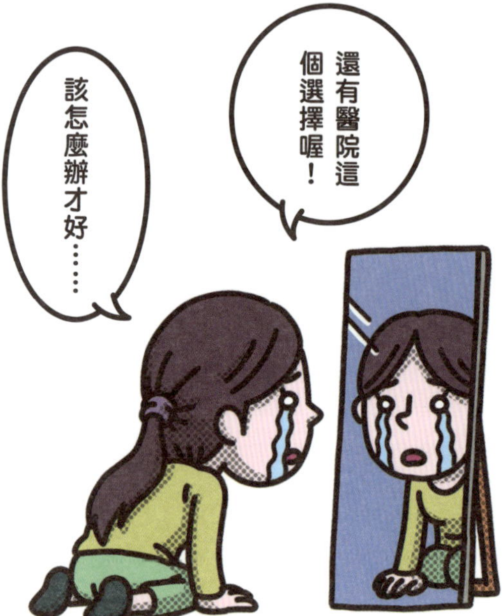
還有醫院這個選擇喔！
該怎麼辦才好……

總之試著和人對話 跨越前往精神科求診的不安

要前去精神科求診難免感到不安。你的煩惱或許是外貌而非內心。可能沒有自信把那種連對親近之人都隱瞞的煩惱述說給第一次見面的人聽。如果說了「想死」或許就可以住進精神科醫院。但**並非求診一次就能確定所有事情**。將自己的煩惱說出來讓人聽的經驗，有著比不安還要龐大的優點。

症狀放著不管就會慢慢惡化。如果儀式行為

如果覺得「或許我是身體臆形症？」那就先去求診吧！

如果放著不管會……

1. 行動範圍變狹窄。
2. 窩居在家。
3. 引發自傷、自殺。
4. 將氣出在家人身上的情況增加。
5. 經濟疲乏。

增加，外出的頻率就會下降，變成都窩在家裡。思考自己外貌的時間增加，也會因為討厭自己而把氣都出在家人身上。討厭自己卻不知如何是好、加上衝動性，就會提高自殺風險。和強迫症等其他疾病相比，據說身體臆形症患者的自殺率是4倍以上。

就算沒有思考自殺的方法，可能也會變成在這種狀態下生不如死。另一方面，**也可能會變成憂鬱症的就診契機**。如果因為憂鬱而夜不成眠，那麼前去精神科求診的不安也就沒有那麼嚴重。

治療前②

症狀明確化

寫出自己的症狀，做成可視化數據

客觀表達出不安與恐懼

要向他人求助，就必須表達自己到底是受困於什麼事情。如果能夠客觀表達出自己莫名的「不安」或「恐懼」，也比較容易掌握自己的狀態。請先試著把自己的**情緒化為分數**。平常就是0、能想像的最糟狀態就是100，那麼現在是幾分呢？這個分數是會變動的。每天記錄下來就能客觀掌握情緒波動。

接下來把**行動方面遇到的問題**也寫下來吧。

將莫名的不安打出分數

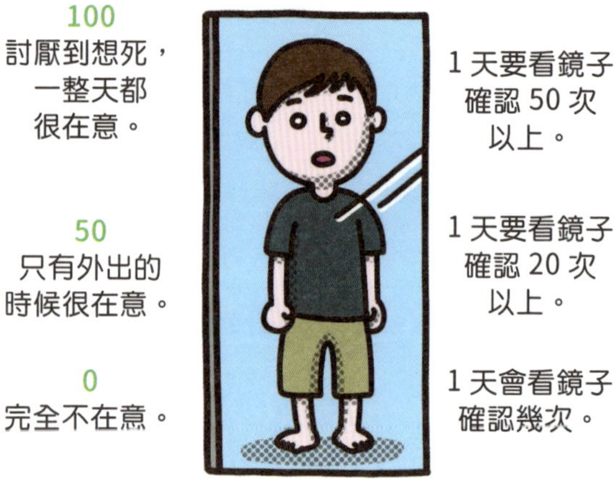

100
討厭到想死，一整天都很在意。
1天要看鏡子確認50次以上。
50
只有外出的時候很在意。
1天要看鏡子確認20次以上。
0
完全不在意。
1天會看鏡子確認幾次。

不關注在強迫觀念和儀式本身，而是次數及集中程度

思考造成生活什麼問題！

1. 行動範圍？
2. 與他人的交流？
3. 自尊心？（是否考慮自傷、自殺？）
4. 對待家人的態度？
5. 對學業或工作的影響？

一天之內看鏡子的次數、搜尋美容整型花的時間等等都可以記錄為數值，將記錄下來的東西給治療者看，也可以正確傳達症狀。

最後是**生活上遇到什麼樣的困難**，請參考5個重點進行評價。「想變美」、「不想過於顯眼」等強迫觀念和打理自己的行為這樣的反覆儀式每個人多多少少都有，問題是在於做到什麼程度。強迫症及相關病症會變成一種超級儀式。理所當然的事情如果做得太過火，就會發生問題，因此**治療目的在於減少思考強迫觀念的時間、以及減少儀式次數**。

活用
下決定分析單

檢查自己有何不足！
以「0～10」寫下重要度和達成度。

	人生中的重要度	現在達成度
戀愛、結婚		
親子等家人關係		
學業、工作		
朋友關係		
念書、取得證照		
閒暇時間、興趣		
社會貢獻		
健康		

改變的優點和缺點？
請填寫以下表格來進行分析。

	治療	維持現狀
優點（加分）	沒用到的化妝品費用可以買其他東西 +5 可以和朋友去旅行 +20 可以交男女朋友 +30	可以自己在家玩 +10 能追求自己的美 +15
缺點（扣分）	要告訴別人自己的煩惱 -10 要為了治療而外出 -10 會被當成病人 -10	打扮很花時間 -20 會被爸媽干涉 -10
合計分數	+25	-5

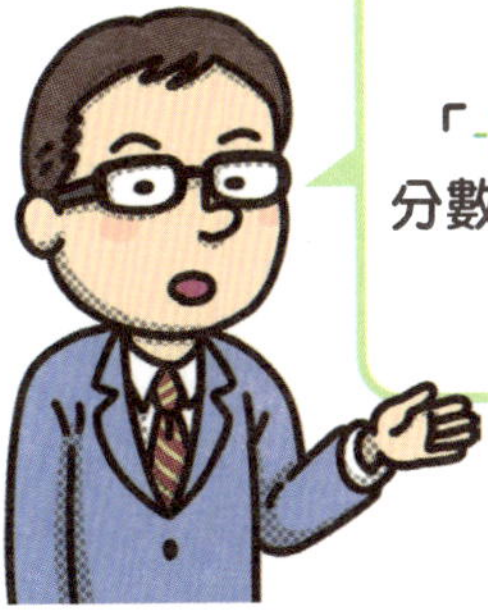

參考右頁書寫的重要度，
寫出優點和缺點，並且打上
「-100(最糟)」～「+100(理想)」的
分數。然後比較「治療」和「維持現狀」
的合計結果。

治療前③

醫院選擇

因為是需要專業診斷的疾病，所以請尋找適當的醫療機關

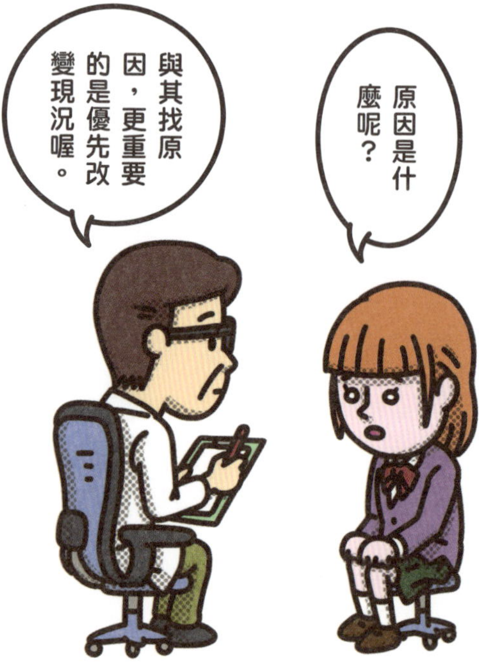
原因是什麼呢？
與其找原因，更重要的是優先改變現況喔。

身體臆形症的醫師相當稀少但總之先去求診！

能夠診斷身體臆形症的醫療機關相當少，能治療的更是只有一小部分。在日本尤其是兒童精神科，光是預約初診就算被安排到半年後也不稀奇。乍聽之下似乎是醫生都很厲害，但其實有些只是因為根本沒辦法治好患者，結果行程一直都排滿。由於大多都屬於預約制，因此建議打電話商量初診預約。

尋找醫療機關的重點在於**①是否有在進行身**

也許沒辦法馬上接受治療！看清醫療機關的標準

這樣的情況表示危險

1. 持續追究原因。
2. 判斷是妄想。
3. 處方藥種類很多。
4. 一直做檢查。
5. 想說服病人「不用在意」。

體臆形症的治療、②進行的是什麼樣的治療、③有沒有治療成績。為了尋找符合這些條件的醫療機關，往往很難下定決心。院長的履歷、口耳相傳的內容、網頁上的刊登內容等，越是思考資訊內容，越覺得是不是會有更好的選擇呢？

這被稱為「計畫強迫」，是強迫症的症狀之一，這樣的徵兆會出現在身體臆形症患者的家人身上。就算訂立了完美的計畫，這個世界就是不會照計畫運轉。**迷惘的時候**請先試著**總之先去一趟**。無論那是什麼樣的醫療機關，總之先起身行動比較重要。

治療者選擇方式

有可能被誤診，與治療者的關係很重要

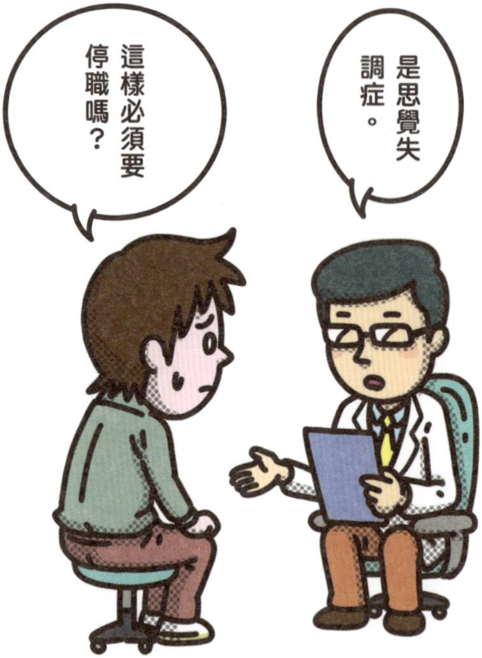

患者診斷治療者？可以考慮第二意見

有時候一開始非常認真聆聽自己說話的醫生，之後可能也會產生隔閡。診斷結果不時修正或者藥物頻繁更換、又或不斷增加藥物的話，很可能醫師也已經陷入追究原因的陷阱。精神科和其他專科一樣，有固定的診斷標準和有效治療方式。如果對方無法回答為什麼要做那種檢查、為何要接受這樣的治療，那麼就要懷疑負責的醫師本身也束手無策。

有時候會被判斷成並非身體臆形症的疾病

○ 誤診範例

思覺失調症
對於容貌的堅持很容易被誤判是「妄想」。由於藥物副作用也會對容貌產生影響，症狀會惡化。

妄想性障礙
如果被判斷「不是思覺失調症，但是有妄想」的話，通常就會下這樣的診斷。偏執型人格障礙也是一樣。

發展障礙
因為雙方對談無法契合所以遭到誤診。要診斷是發展障礙，症狀必須是從小持續到大。

會讓症狀惡化，還會喪失治療的力氣。

身體臆形症相當容易受到誤診，如果以錯誤的判斷來下藥，可能導致症狀惡化，所以必須多加注意。如果診斷為思覺失調症或發展障礙等，就會開出抗精神病藥方，這樣可能造成體重增加、或者臉部表情呆滯。如果開出抗不安藥，也有吃上癮的風險。

如果判斷是憂鬱症的話那還好一點。因為**憂鬱症的藥物治療也對身體臆形症有效**。但是**治療憂鬱症會建議病患多多休息，然而這對身體臆形症來說是反效果**。

如果覺得「好像怪怪的」，也可以去尋找其他醫師，詢問第二意見。

治療①

計畫與流程

接受醫師問診與診斷，訂立治療計畫

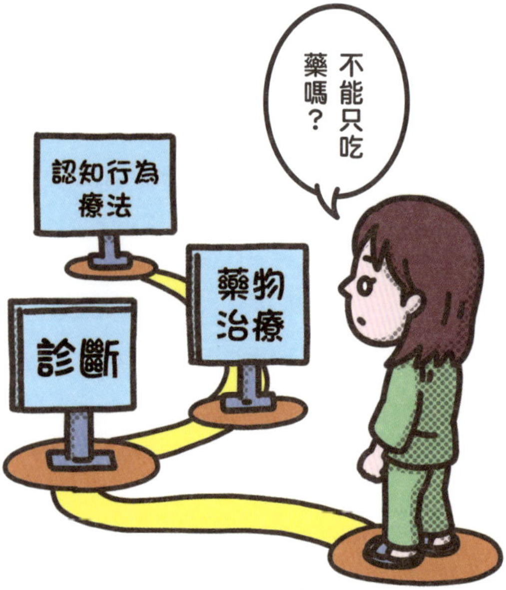

受診不是「被動式」還請「主動」接洽

第一次求診的大概流程是先告知目前遇到什麼樣的困難，接著醫師會詢問詳細情況（問診）、告知可能的病名（診斷），然後商量接下來的就診頻率和治療內容（治療計畫）。有些醫師不會特別告知病名、或者不知道病名，但現在只要用手機搜尋一下，AI就會說出可能的病名。

英國的身體臆形症治療指導手冊當中，輕症

根據嚴重程度會有不同治療方針 請和治療者一起訂立計畫

治療流程範例

問診、診斷
詢問遇到什麼樣的困難並加以診斷。之後訂立治療計畫。

↓

藥物治療
由少量開始，看狀況來調整藥量。

↓

認知行爲療法
這是指 CBT（cognitive-behavioral therapy）。可以和藥物治療並用。可以個人也可以團體治療。

尋找配合當事者的治療型態。

只使用認知行為療法（CBT）、中等症狀則是藥物治療或CBT（個人或團體）、嚴重的話則推薦合併使用藥物治療及CBT。

日本能夠執行CBT的醫療機關很少，所以大多只使用藥物治療。藥物也是有效的，因此**確認藥物效果之後再進行認知行為療法也不遲**。不要太在意順序，就從能做的先做起。如果附近沒有可以執行CBT的醫療機關，那也可以考慮使用本書來自己進行。另外**專業的醫療機關可能會短期集中做團體CBT治療**，也可以暫時轉移到其他醫院。

藥物治療

知道身體臆形症的藥物治療之特性與效果

學起挑選藥物的知識判斷是否最適合自己

對身體臆形症有效的藥物，包含選擇性血清素回收抑制劑（SSRI）以及可洛米普明。這些也是會用在憂鬱症、不安症、強迫症的藥物。**在日本並未被認可為身體臆形症的治療藥物，但在國外的臨床試驗中是有效的**。SSRI有好幾種，效果都一樣。可洛米普明會有便秘和口渴的副作用，大量服用可能引發心跳停止，必須多加注意。

對身體臆形症有效的藥物

產品名稱		成分
SSRI	立普能（Lexapro）	艾司西鈦普蘭（escitalopram）
SSRI	無鬱寧（Luvox）	Fluvoxamine Maleate
SSRI	克憂果（Seroxat）	帕羅西汀（Paroxetine）
SSRI	樂復得（Zoloft）	舍曲林（sertraline）
可必安（Clopran）		可洛米普明（Clomipramine）

身體臆形症使用藥物治療有效也可以和其他治療並用

採用藥物治療的病例

1. 難以前往可以執行認知行為療法的醫院。
2. 沒有堅持要採用認知行為療法。
3. 有憂鬱症。
4. 另外併發社交焦慮症等。

SSRI的副作用是倦怠感和作嘔感、胃部不適感，不過服用幾天以後就會消失。有時候可能引發射精障礙等性功能障礙。青春期患者可能會出現想死的念頭，因此一開始必須要觀察狀況。大量服用也不會對性命造成影響、長年使用也不會因此成癮，隨時可以中止。但是突然停藥可能會造成暈眩、耳鳴等難以脫離藥物的狀態，請和醫師商量慢慢減量。

身體臆形症就算只服藥也有可能改善。SSRI對於預防經前症候群（PMS）和產後憂鬱也相當有效，懷孕中也可以服用。如果沒辦法接受認知行為療法，或者另外還有其他疾病的話，就可以嘗試藥物治療。

藥物治療帶來的症狀變化（效果）

憂鬱減輕

心情低落
或倦怠感減少。

過敏度緩和

在意的場景發生
過度反應的情況減緩。

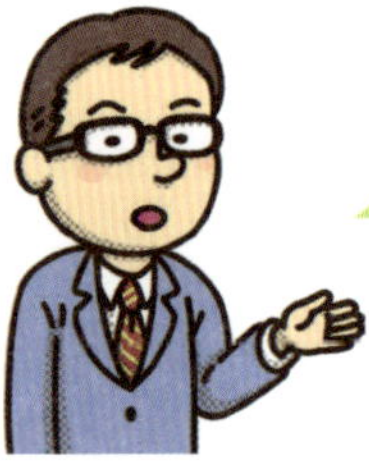

這並非立即見效，
需要持續2～3星期。
有時候煩躁感跟想死的念頭
可能會短暫變強烈。

發揮效果需要時間　不安沒辦法化為零

SSRI的效果是減輕憂鬱症狀以及緩和對強迫觀念的過敏程度。可以減輕想死的感覺和心情低落、倦怠感及慢性疼痛。

如果有「會不會在人前丟臉」的強迫觀念就會感到緊張，那麼只要一點刺激就會渾身緊繃，但是持續服用藥物可以減少過度反應，開始能夠覺得「失敗的話再思考失敗的事情吧」。

開始服藥的2~3天可能會出現胃部不適或者煩躁感，但是過一陣子就會好了，所以請持續服用來觀察情況。藥效大概是服用2~3週以後會出現徵兆，自覺有效大概需要2~3個月。因為藥效導致心情高昂，可能就會覺得吃

只靠藥物治療無法改變習慣 要明白這是走上認知行為療法的步驟

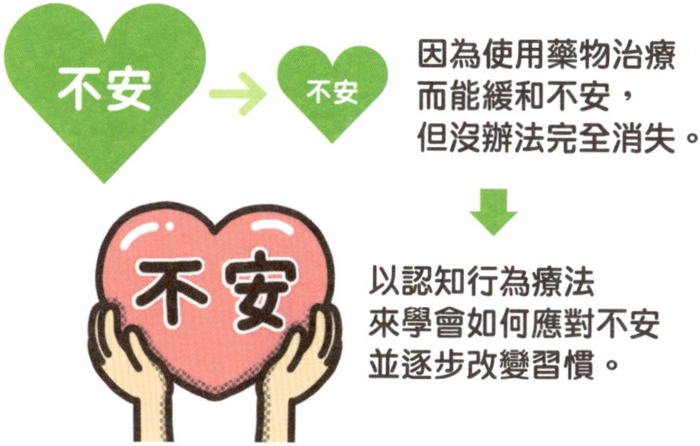
不安
不安
因為使用藥物治療
而能緩和不安，
但沒辦法完全消失。
不安
以認知行為療法
來學會如何應對不安
並逐步改變習慣。

藥有點煩，但是停藥的話藥效就會慢慢減弱，恢復到原先的狀態。

藥物並不會改變性格、思考方式和行動。**雖然會減少不安，但沒辦法完全化解**。看鏡子的儀式或者迴避討厭之事的傾向，只靠吃藥是沒辦法改變的。

要改變包含儀式在內的行動，必須並用認知行為療法。藥物有點像是腳踏車的潤滑油。如果幫腳踏車的車輪鏈上油就可以輕鬆踩踏，但還是得靠自己的力量去踩才行。

治療③

認知行為療法

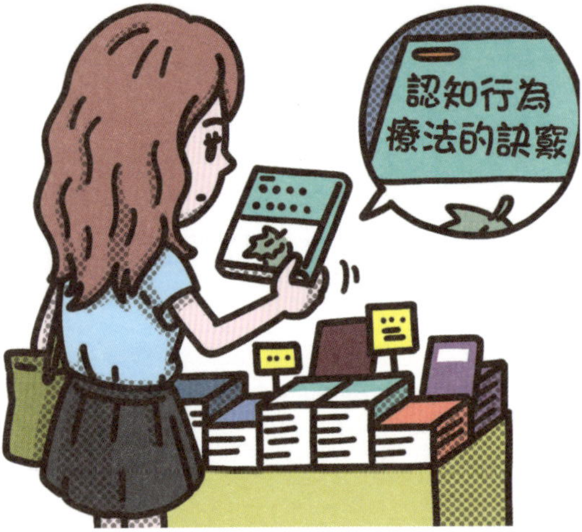

認知行為療法要自己執行

參考這本書並加以實踐也是認知行為療法之一

認知行為療法（CBT）是建立於科學根據的治療方法總稱。或許大家會想像是種依循固定方法做治療，但其實幅度還更大。

比方說讀這本書也算是CBT的一種。這被稱為「閱讀治療」。先前已經提到的價值觀表格填寫（第80頁）或者評分（第88頁）、決策分析（第90頁）等都算是CBT。如果開始閱讀本書，那也已經展開CBT治療。如果能夠**不繼續追**

將行動科學與認知科學應用在治療心理疾病方面

認知行為療法的概要

❶將問題視作具體行動（包含思考和情緒起伏），分析什麼樣的狀況下會產生什麼樣的行動。

❷將用來解決問題的治療目標（目標行動）具體化。

❸為了要改變行動，思考「需要什麼樣的體驗」並且加以執行。

❹使用可以觀察的指標（為不安程度打分數、行動的頻率及時間等）來檢驗治療效果。

❺不同問題和疾病有許多種治療方式，根據問題種類來搭配組合。

究令人發毛的原因，而是訂立治療目標、捕捉具體問題，並且化為分數來看待的話，就已經做完CBT一半的課題了。

CBT的行動當中包含了思考、情緒及話語。如果能夠每天記錄，應該就能夠自己分析出會想著「我長得好醜」是什麼狀況的時候、那時候採取了什麼樣的行動。如果可以填寫出價值觀表格，那麼治療的目標應該也相當具體。

接下來需要的就是為了改變儀式行動，思考「需要什麼樣的體驗？」然後去執行。方法會在下一頁介紹給大家。

治療④

認知行為療法

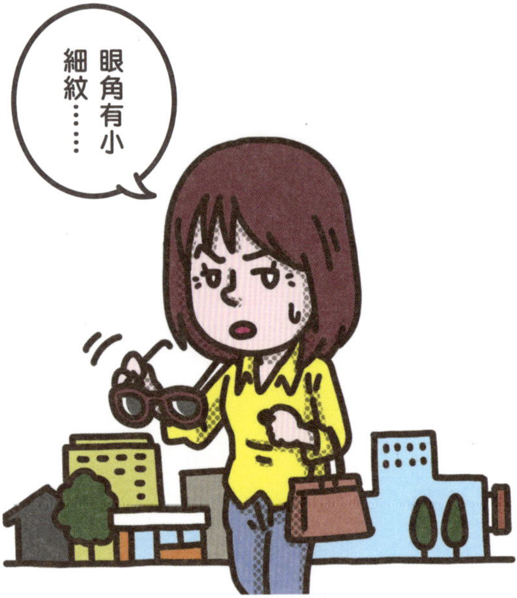

暴露與反應抑制法（ERP）的目的、內容和效果

刻意體會不適感妨礙儀式行動

目前已經證明對身體臆形症有效的認知行為療法主要是「暴露與反應抑制法（ERP）」。這個方法的目的在於**停止**「我長得很醜」這類**強迫觀念支配腦袋的情況，讓人可以選擇原本的生活方式**。原先這個方法是被開發出來治療潔癖與加害畏懼的方法，但是知道相同方式也能對身體臆形症生效以後，身體臆形症的治療就一口氣大有進展。

故意做討厭之事的暴露與反應抑制法是什麼？

暴露與反應抑制法
ERP（Exposure and Response Prevention）

就算產生強烈不安也不要馬上想抹滅，
刻意主動暴露出不安，
逐漸養成能夠忍耐不安的耐性。

暴露
刻意做討厭的事情，讓自己置身於不愉快的場景。與妨礙儀式搭配執行。

妨礙儀式（反應抑制）
刻意不執行儀式。帶著不舒服的感覺去過日常生活。

比方說如果有位女性非常在意自己眼角細紋，那麼一直思考「其他人可能覺得我很醜」、「我可能心情相當低沉」、「也許沒辦法外出」這類事情就是強迫觀念。而儀式則是戴上太陽眼鏡來遮住臉部。

ERP會刻意請當事者想著「大家都覺得我很醜」、「我的人生完蛋了」，然後不要戴太陽眼鏡就外出，把那些想隱藏的部分展示給其他人看。不戴太陽眼鏡就是妨礙儀式（反應抑制），而將自己在意的部分展示給他人看就是暴露。**故意將「其他人可能覺得我很醜」這樣的強迫觀念打造成「大家都覺得我很醜」這樣的事實**，那就不需要戴太陽眼鏡隱藏了。

試著自我監控！

每天做記錄，
掌握現在對於
什麼事情感到困擾。

1. 記下治療前的基礎線。將煩惱到什麼程度化為可見的記錄，就能夠看到治療效果。
2. 試著自我治療。
3. 將結果與基礎線做比較。

把煩惱打分數記錄下來打造狀況最糟糕的故事

自我監控是治療的基本。每天都做記錄，就可以看出對於什麼事情有哪種程度的困擾。

除了起床與就寢時間、餐飲、外出等行動以外，執行儀式的時候、感到不安的時候、還有覺得開心的時候，這些記錄都很重要。**治療原先目的就不在於減少儀式，而是增加快樂的時間**。

持續做下去以後，就會看到固定模式，比方說前往特定場所的時候儀式會增加、或者生理期前特別消沉等等。只要**掌握傾向，就可以預測自己將會心情低落，並且在那之前就採取其他行動來改變結果**。

要執行暴露行為的時候，**打造狀況最糟糕的**

想避免什麼樣的狀況？打造狀況最糟糕的故事

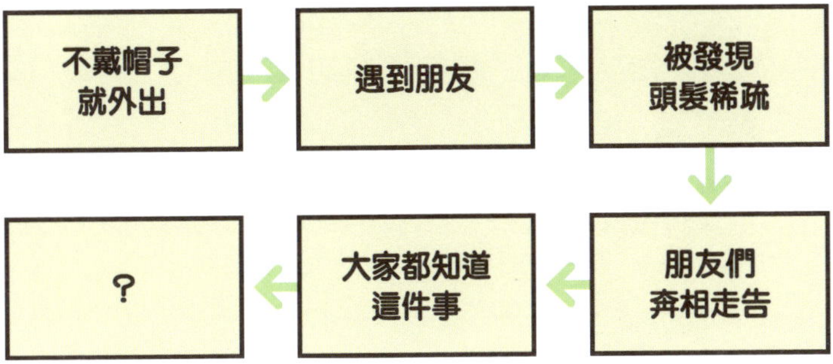
不戴帽子
就外出
遇到朋友
被發現
頭髮稀疏
朋友們
奔相走告
大家都知道
這件事
？

故事會非常有幫助。

比方說如果有人知道我很在意臉上的某個部分，那麼我會對什麼事情感到困擾呢？「被誰知道是最糟糕的」、「最不希望聽到那個人說什麼」、「之後如果和那個人發展成什麼關係是最糟糕的情況」，把這些事情整理起來做出最慘烈故事的劇本。把最糟的狀況化為具體樣貌，就可以了解自己最害怕的狀態，也就是找出最強悍的敵手。朗讀那個劇本並且用手機錄音起來，心情低落的時候就故意去聽錄音。

然後再真的走出家門，去見見其他人。最糟糕的故事真的會發生嗎？

治療⑤

認知行為療法

在問題行為前採取抵抗行動，實踐HRT與其效果

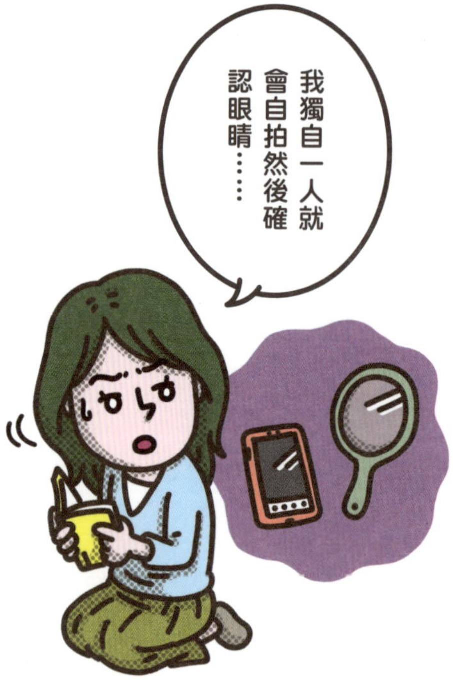

找出別的行動 打造無法執行儀式的狀況

習慣反向訓練（HRT）**對於拔毛症、皮膚搔抓症、檢查症等想停下又無法停手的行為有效**。比方說想要阻止自己一直抓手指皮膚的時候，就在動手抓手指皮膚（想阻止的行為）之前開始滑手機（抵抗行動），因為滑手機跟抓手指皮膚兩件事情無法同時成立，想阻止的行為就會被取代為抵抗行動。

這個治療方法使用以下流程執行。首先進行

先做出抵抗行動，減少確認外貌的儀式

HRT（Habit Reversal Training）

此方法是在開始做那個造成問題的動作以前，採取其他行動（抵抗行動），阻止那個造成問題的動作。

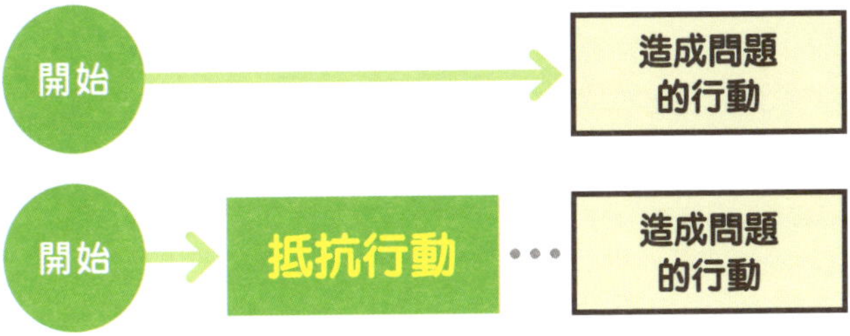
開始
造成問題的行動
開始
抵抗行動
造成問題的行動

自我監控（第106頁），掌握想阻止的行動是產生在什麼樣的場所和狀況下。知道傾向的話，就能夠預測接下來可能會發生此行動。接下來就是練習抵抗行動。**找出跟自己想停手的那個行動無法一起執行的行為，然後練到隨時都可以做那件事情**。最後就是**感覺快要做出不想做的那個行為時，馬上採取抵抗行動**。

這也可以應用在下意識不斷看鏡子確認的儀式上。如果傾向是上廁所之後於洗手檯看鏡子的話，那麼上完廁所以後就採取抵抗行動，深呼吸一口氣然後慢慢洗手。

治療⑥

認知行為療法

阻止問題行為的實踐技巧

與不安感及異常感共存！

會想著「只要臉能夠改變，一切都會順利」是由於身體臆形症造成的強迫觀念。就算發現這件事情，要挑戰ERP還是有點困難。這種時候請傾聽體驗者（本書中也有介紹）的話語。這樣能夠獲得希望和勇氣。

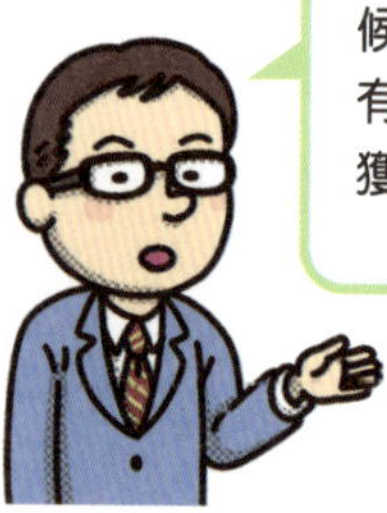

為了與不適感共存 刻意打造異常感

治療中很容易只注目問題行為。以減肥為例，為了絕對不可以吃甜食而拚命忍耐，或者因為吃了太多東西而懲罰自己，就無法持久。

更重要的是**將目光放在沒有發生問題行為的時間**。「今天沒怎麼執行儀式呢」、「集中在其他事情耶」等等，盡量增加這些意識轉向「完成之事」的瞬間和時間。

就算不安完全消失，也會有「是否又會感到

試著改變平常的習慣來習慣異常感

緩慢行動

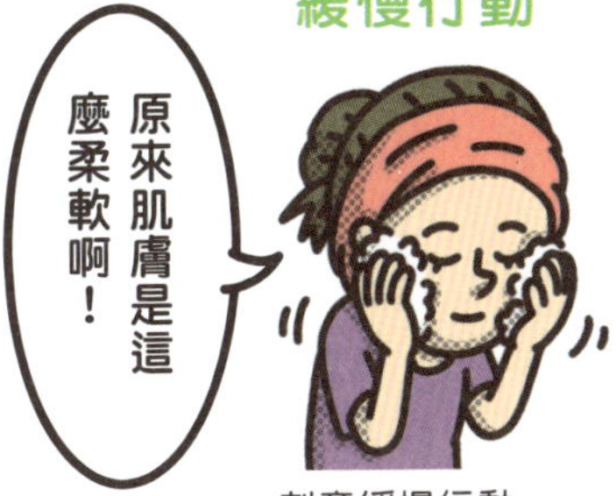
原來肌膚是這麼柔軟啊！

刻意緩慢行動，
聚焦於平常無視的感覺。

改變順序

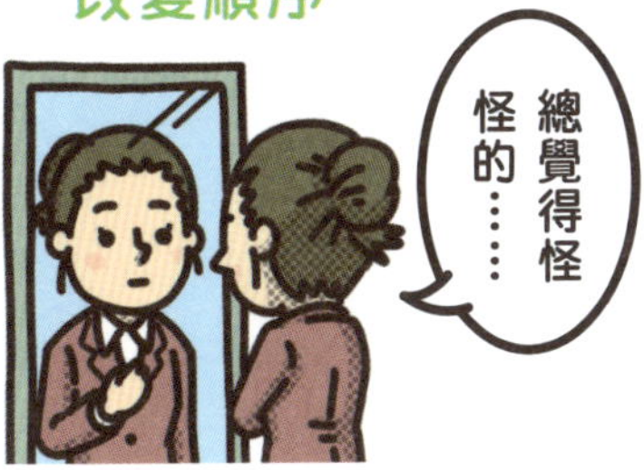
總覺得怪怪的……

改變平常打理的順序，
習慣那種令自己
有點在意的異常感。

不安」這種新的不安發生。強迫觀念最喜歡趁隙而入，會趁著一點點空檔就浮現出新的觀念。

除了外觀以外還有很多可以煩惱的事情。比如學業或者工作、人際關係等，人生的煩惱無窮無盡。因此**不需要消除不安感，而是選擇與其共存**的道路。為了要習慣日常中的不安和異常感，就要**刻意增加不適的感覺**。在早上打理自己的時候、或者睡前準備時，刻意**改變每天的慣有順序**，或像慢動作那樣故意**緩慢行動**，就會產生異常感。這種異常感能夠填補縫隙不讓強迫觀念趁虛而入。

治療⑦

去其他科治療

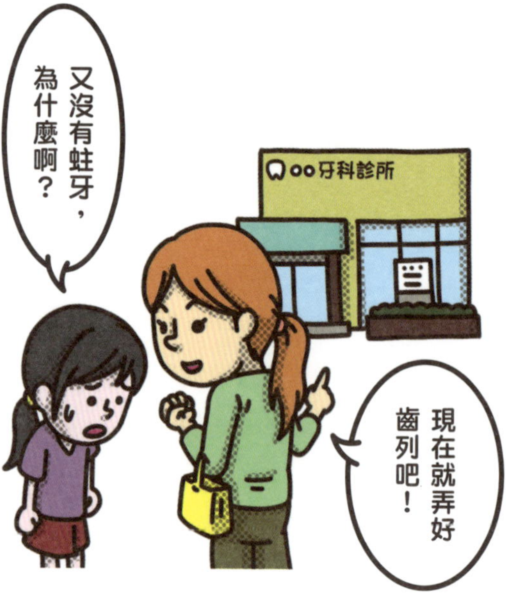
○○牙科診所
又沒有蛀牙，為什麼啊？
現在就弄好齒列吧！

前往牙科、口腔外科、美容牙科等與牙齒相關的醫療機關求診

以美容為目的要多加注意治療會變成儀式

有人會因為牙齒感覺過敏、或覺得下顎動作異常，導致**治療本身變成一種儀式**。蛀牙及牙周病的治療要去牙科；口腔內、下顎關節為口腔外科；牙齒美白屬於美容牙科；齒列矯正則是矯正牙科，這些有不同專業區分，然而必須做的治療和美容目的的治療的界線非常曖昧。當事人必須綜合判斷治療能夠有哪些優點，然後自己決定要不要接受。

要不要接受牙齒治療要由當事人決定

在牙科的治療

就算是必要的治療，做過火也可能會傷害牙齒和口腔。如果持續接受不必要的治療，甚至有人最後得拔除所有牙齒。若是花費好幾小時在刷牙，那就要懷疑是強迫症。如果問太多問題結果被牙醫討厭、或者太常去看牙科的話，就要以精神科的治療為優先。

在美容牙科的治療

牙齒美白、齒列矯正等並存著外觀問題（討厭暴牙）和機能問題（很難刷牙），需要綜合性判斷。遇到什麼困難是只有當事者才明白的。請事先將問題與治療目的、預算都列出來，然後找醫生商量。

刷牙花太多時間、牙線使用過度而傷及口腔、無法放下漱口水等等，如果已經造成生活問題的話，就要懷疑是強迫症。想完全去除牙垢、希望接受完美治療等強迫觀念，也會導致患者拚命詢問治療者相關問題。**在思考美容目的治療的時候，還請明確列出目的、預算、治療時間、治療的優缺點**。

另一方面，如果是**非常在意其他人的缺點，那就是身體臆形症的一種，可能是「代理型身體臆形症」**。尤其是配偶或者另一半很多人會在意孩子的容貌，長時間思考這件事情，然後執行改變他人樣貌的儀式。目前代理型身體臆形症的研究才剛開始，但可以輕易想像這會影響人際關係。

治療⑧

治療 合併症狀

如果發生進食障礙 就要以改善營養狀態為優先

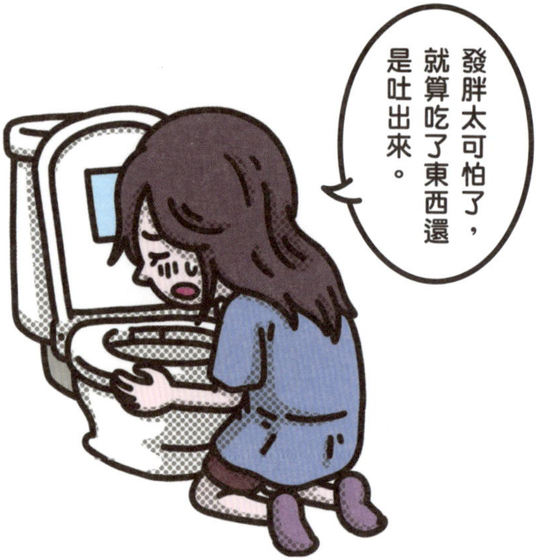
發胖太可怕了，就算吃了東西還是吐出來。

由於對體型的堅持而發病 低體重低營養 對身體的影響非常嚴重

餐點量和享用方法等與餐飲相關的行為持續異常，以至於**對身體和心靈都造成影響的疾病統稱為「進食障礙」**。最具代表性的是「心因性厭食症」和「心因性暴食症」，患者認為自己的體型比實際上來得肥胖，因此對於體重、餐點、瘦身運動或者藥物相當堅持。一旦體重過低就會引發營養失調，就連腦部都會瘦下

堅持身體外貌這點與進食障礙共通

何謂進食障礙（心因性厭食症）

1. 明顯低於正常數值的過低體重
2. 飲食行動異常（不吃、大吃、偷吃等）
3. 對體重和體型的認知扭曲（極度恐懼體重增加等）
4. 發病年齡：大多為 30 歲以下
5. 沒有罹患可能造成變瘦的身體疾病

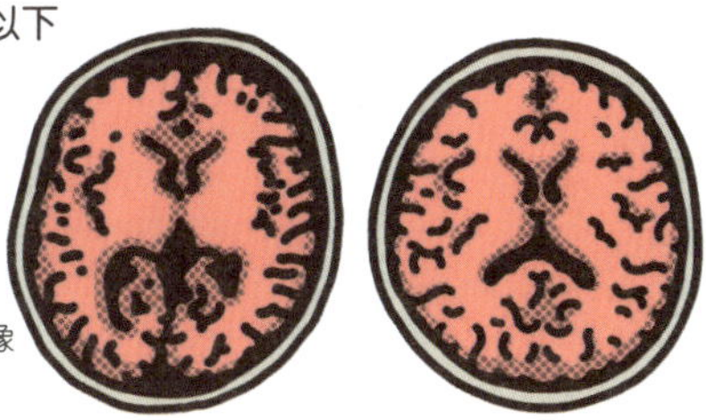

※ 頭部 CT 影像概念圖。

心因性厭食症患者　　健康女性

來。厭食症患者的腦部會出現縫隙。**如果可以診斷出有進食障礙，那就要以治療進食障礙為優先**。

對體型有強烈堅持的是心因性厭食症。就算周遭的人覺得當事者看起來實在太瘦了，當事者還是認為自己太胖，因此限制自己的飲食。飲食限制過度也有可能反動造成暴食，不過大多數人會以嘔吐或者使用大量瀉藥來防止體重增加。

這種情況大多是**由於減肥引發**的。如果能夠順利減輕體重，可以得到暫時性的成就感和充實感，然後就會追求更極端的飲食限制或偏頗的餐飲，於是陷入惡性循環。過低的體重及低營養對身體造成的影響，大多非常嚴重，最糟的情況是有可能餓死的，必須要多加留心。

嚴重的厭食症就必須同時治療身體

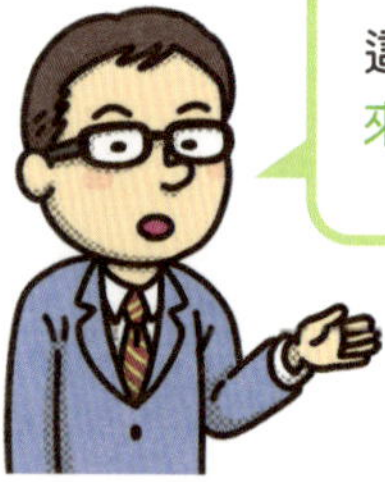

需要緊急住院的病例

1. 全身衰弱（站立、上下樓梯困難）
2. 身體症狀（低血糖、感染症狀、心律不整、心臟衰竭等）
3. 低於標準體重的 55% 以下

這些狀態的患者，比起藥物或心理治療，補充營養來改善全身狀態更為優先。

認知行為療法對厭食症或暴食症都有效

「心因性暴食症」沒辦法控制自己的食慾，是每星期會有一次以上暴食的疾病。除了暴食以外，還會出現為了維持體重而嘔吐的行動。暴食的特徵是像把食物全部塞進肚裡那樣一口氣吃下去。

以暴食症來說，通常在暴食後會有責備自己、因為一點體重變化就相當消沉等情緒起伏。另外，**對於餐飲及體重的堅持等也有強迫傾向**。

若是厭食症相當嚴重，就必須要住院。治療包括SSRI（選擇性血清素回收抑制劑）（第98頁）及認知行為療法（第102頁）。**一邊進行自我監控，同時階段性取回控制食慾的能力**。

不只有厭食症或暴食症！
餐飲行動的強迫儀式

對食物的堅持

產地	素食主義	依賴辛香料

對享用方式的堅持

吃的時間或場所	吃的順序	喝大量水

飲食行為異常並不只有厭食症和暴食症，也會出現在強迫症患者身上。比方說只吃特定產地的食物或者特定食品的強迫儀式。尤其是**被認為對健康很好的食物等，很有可能會攝取過量**。

也有可能是堅持吃東西的順序、三菜一湯等菜單組合、咀嚼次數等等吃東西的方式。想完美吃得乾乾淨淨也是強迫症的傾向，因為怎樣都不想留米粒在碗裡，結果不知不覺越吃越多。可以改變吃東西的順序、或者故意留下一點東西不吃完，逐步改善狀況。

治療⑨

治療
合併症狀

在面對他人的場景中，社交焦慮症需要認知行為療法

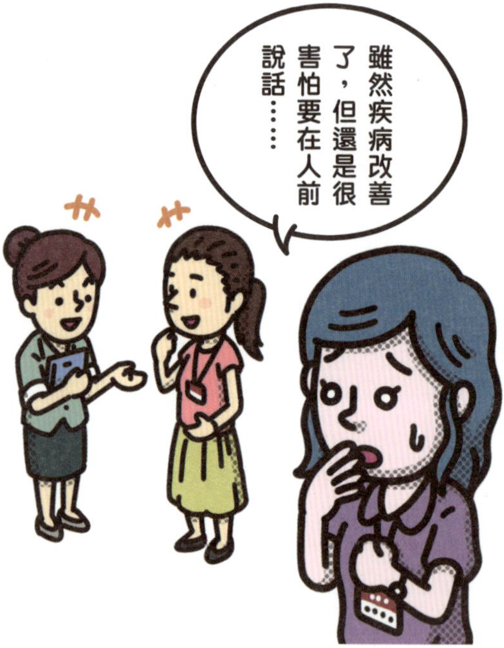

「別人會怎麼看我」也是強迫觀念 練習在不完美狀態下走到人前

社交焦慮症也和身體臆形症一樣，可以採取藥物和認知行為療法進行治療。**主要使用自我監控和ERP（暴露與反應抑制法）**。是使用在面對他人的場合，所以若有能夠緩和緊張與預期不安的SSRI（選擇性血清素回收抑制劑）輔助的話會比較容易進行。如果要在人前進行發表等，或者只有特定場面才會發生問題的話，也

何時、何種場面下想到什麼會覺得不安？

狀況 1
想到明天要一個人做簡報。

狀況 2
簡報當天，去公司的路上。

契機
簡報途中，與會者咳了嗽。

觀念
與會者是不是覺得我很無能？

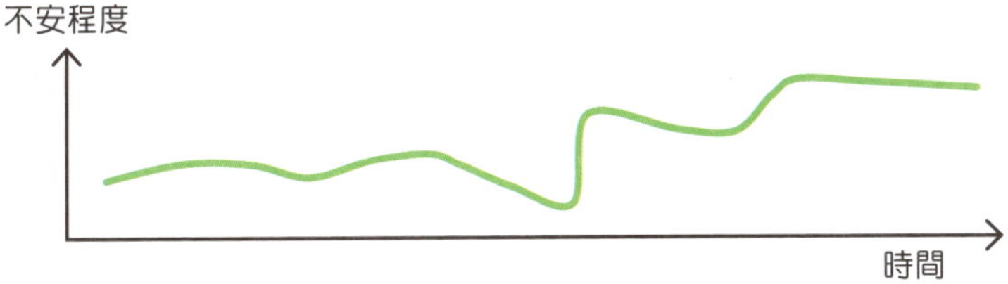

可以考慮有需要的時候再服用抗不安藥。

首先要使用自我監控來記錄。面對他人的恐懼會有年齡層、性別、立場等不擅面對對象的傾向。同時也要記錄在什麼樣的場合下會發生何種反應。就算是沒辦法面對視線，也會有沒辦法接受來自正面的凝視、還是從後面偷看等差異。

做下這些記錄以後，就會發現Ⓐ**稍後要和同年齡層的同性見面**（先行刺激）、Ⓑ**見面前練習會話**（排練）、Ⓒ**實際上要說話的時候卻梗在喉頭（結果）這樣的流程**。社交焦慮症的患者在走到人前的時候，會**採取安全確保儀式**（Ⓑ），所**以可以試著用不完美的狀態走到人前，這就是一種儀式妨礙**。

社交焦慮症與性格相關

- 大多患者原先就不喜歡自己太過顯眼，在人前發生的失敗也比一般人少。
- 為了要在社會上過活，就需要面對他人的技巧，但是這需要透過失敗來學習。
- 無論在什麼場合中、面對什麼樣的人，都沒有那種絕對會接納自己的人。

社交焦慮症是疾病？性格？內向性格與神經質的關係

社交焦慮症與當事者的性格、價值觀、生活環境都息息相關。討厭他人且喜歡孤獨的人，並不會罹患社交焦慮症。另外，單純不太會自我介紹的人，就算眼前全部都是初次見面的外國人，大概也會覺得那只要說聲「哈囉」就好了。**這種疾病正是因為希望被周遭的人接納、想維持人際關係、想要得到夥伴們的好評等等，才會覺得不安**。

「千萬不能相信那種沒有犯過錯、沒有失敗過的人。因為那種人只會去碰沒什麼大問題、安全、無聊的事情。越是優秀之人，越是會犯下許多錯誤。因為越優秀的人越會去做那些嶄新的事情。」

社交焦慮症也是要用暴露法慢慢習慣不擅長的狀況

丟臉訓練

刻意暴露出「不希望被認為是這樣的自己」進行練習。暴露的時候可以表達自己有社交焦慮。刻意讓自己沐浴在他人視線下，慢慢習慣。

自我主張訓練

比方說在餐廳上錯菜的時候，練習說出「我並沒有點這個」。以旅行中對那些不會再次見面的人或者店員等作為練習對象。

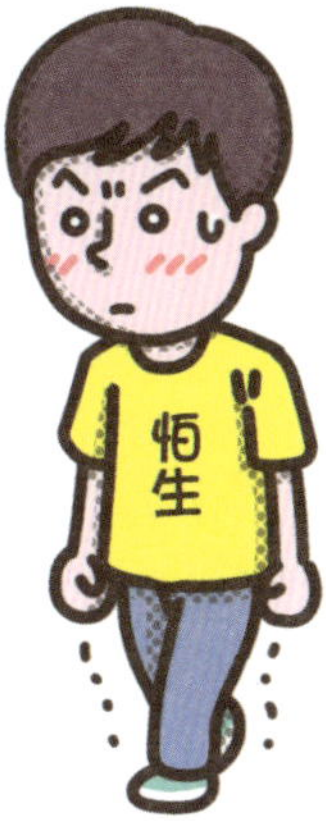

這是以經營學聞名的彼得・斐迪南・杜拉克說過的話。

社交焦慮症可以用**丟臉訓練**來改善。刻意在人前丟臉，藉此**習慣他人視線和自己的身體反應**。去做那些原先迴避的事情就會發現「其實根本沒什麼」，了解想像與現實的差距。同時也要做**提出自我主張的練習**。反正「出門在外不怕丟臉」，去要求那些不會見到第二次的人「我不需要這個」、「請你幫忙〇〇」等等。最後就能夠對自己認識的人或者上司提出主見。這也可以採取團體治療。

REAL VOICE

治療體驗者真實心聲 4

某天的咳嗽讓青春只留下在意鼻子的痛苦

男性・44 歲

我還在當重考生的時候，曾有天因為劇烈咳嗽而整晚睡不著覺。第二天打算去看醫生的時候，出門前看了眼鏡子，覺得「鼻子好大喔」，從那天起我在意自己的鼻子超過 25 年。

先前我並不是很在意自己的長相，甚至還會拿自己的臉開玩笑，對戀愛也還算是滿積極的，但從那天起就一切都不一樣了。就算我和爸媽商量，他們也只是說「你想太多了」，所以我沒有去醫院。大學時期我只留下了因為很在意鼻子而感到痛苦的記憶。沒辦法談戀愛、也沒辦法去求職。後來我靠著空中大學取得證照才得以就業。

結婚之後我對妻子說出自己的煩惱，接受了縮小鼻子的手術。但是，雖然我的外貌有些許改變，心裡想的卻還是一樣。即使我靠手術得到了理想的鼻子，卻還是沒有解決問題。我覺得問題的本質並非看得見的東西，而是隱藏在看不到的地方。如果我在接受手術前有採取什麼行動的話，或許先有所行動再接受手術也不遲。

第4章

環境調整與周遭對應

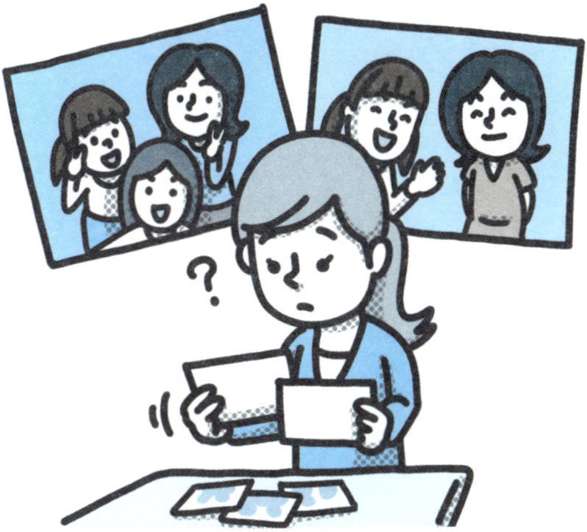

認知行為療法雖然要自己執行，
但也會受到置身環境的影響。
也請重新審視自己與周遭人的關係。

環境①

日常生活

不可以遠離壓力，請接納有變化的生活

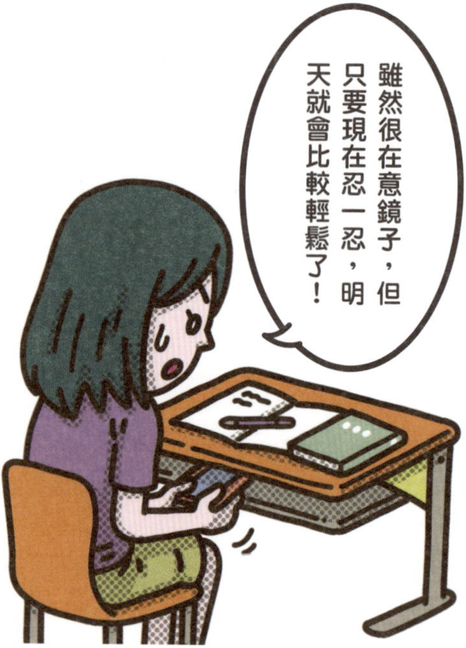
雖然很在意鏡子，但只要現在忍一忍，明天就會比較輕鬆了！

壓力是敵人？還是夥伴？請當成夥伴一起跨越難關

一般醫師會建議大家身體不適的時候要多多休息，但以身體臆形症來說，這會造成反效果。若是生活中壓力過少，思考的時間就會增加，也就無法忍受強迫觀念，變得非執行儀式不可。

ERP（第104頁）**是刻意讓自己處於壓力下，鍛練心靈耐力的方法**。為了要維持那樣的耐力，最好**在日常生活上也有一些負擔**。

刻意選擇與平常不同的選項 拓展生活幅度

● 納入變化的範例

Before
- 假日就睡一整天
- 買東西只到附近的超市
- 餐點都自己煮
- 拒絕朋友邀約

→

After
- 雖然疲憊還是外出
- 去市中心的店家
- 外食
- 與人見面、有時邀約別人

**持續下去以後就能夠培養出
即使遇到無法預測的事情也能忍受的能力。**

因此要在日常生活中稍微加入一點變化。比方說為了使用折價券或點數而前往不常去的便利商店、去新開的店裡看看，或乾脆在家附近走走逛逛，到稍微遠一點的地方去，做些沒做過的事情。

一開始可能光是外出就會感到疲憊，但持續下去就會變得比較輕鬆。**留心讓每天生活產生變化，接觸各式各樣的壓力，不但能維持治療效果，也可以防止惡化或復發。**以長遠目光來看，作為人也能有所成長。

環境②

日常生活

追求理想身心靈會造成反效果，留心不要做到極限

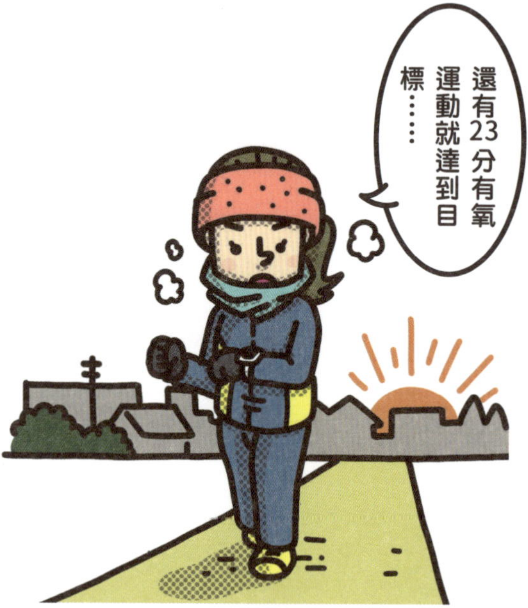

健康只是手段 健康生活也不必極限

對於想法比較嚴謹的身體臆形症患者來說，健康生活也會變成儀式。瑜珈、冥想、內觀等行為就算是有益於身心靈，如果只做這些事情，那可就不知道人生為何而活了。不吃垃圾食物或點心，只吃健康食品的話，那就連餐飲都成了工作。身體臆形症的問題在於特定的一件事情做過頭，因此就算是將健康放在心上，也不要做到極限。

徹底堅持治療本身就會變成強迫
請以適度中等為目標

完美主義

睡眠、飲食生活、運動、冥想、呼吸法等對身心靈有益的行為也不可以做過頭。為了健康而做出的行為也會變成儀式。

↓

適度中等

每天持續的事情刻意偷懶一天。偶爾熬夜也沒關係。去吃吃看自己平常不怎麼吃的食物也好。也不要忘記有「慾望」這件事情。

↓

**如果過於堅持治療，反而會變成治療強迫。
重要的是不要營造出固定模式。**

徹底治療並且目標是根絕疾病，就稱為「強迫治療」。如果有完美主義的傾向，那麼就會要求治療也要盡善完美。然而**健康充其量只是手段**。如果把變健康當成目的，那麼就不明白要用健康的身心「想做些什麼」了。比方說為了保持肌膚狀態所以想確保長時間睡眠，結果拒絕了喜歡對象的邀約，那可就本末倒置。

一般來說是建議大家要過規律的生活，但是請刻意排出一天不這麼做，享用速食或甜點，熬夜看喜歡的連續劇，參加平常會拒絕的聚餐等例外日。如果**完美做到某件事情，結果把自己燃燒殆盡，那麼還不如將事情做得不上不下並且持續下去**。

環境③

日常生活

學業和工作最好都持續下去，過著有負荷的生活

疾病無法自己治療 與社會的關係非常重要

在儀式以外的範疇使用頭腦和身體，可以防止症狀惡化。外出或者動一動身體也可以轉換心情。如果症狀惡化，就會想要逃離現在的生活，但**若真的停職、離職或者休學、轉學等反而會讓症狀惡化**。如果受到強迫觀念「在丟臉之前還是別去了」的影響，能做的事情就會減少。**最理想的是和其他人過著一樣的生活，同時進行治療**。

要留心「營造要做的事情」！

● 和周遭之人一樣過活

如果工作量減少，那麼思考不必要之事的時間也會增加。專心在業務或學業上，不要讓不安可以趁隙而入。

● 拓展行動幅度

如果生活形成了固定模式，那麼快要被破壞掉的時候就會非常不安。請不要只往來職場或學校跟家裡，將變化納入生活吧。

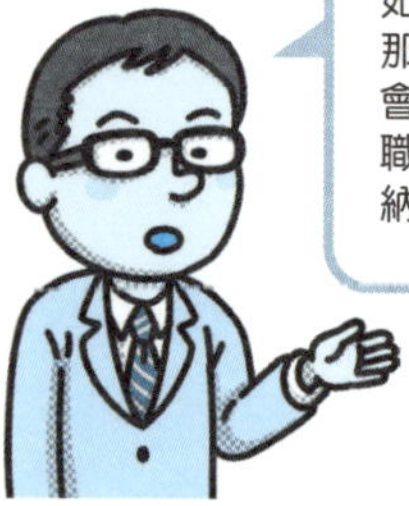

心靈肌肉不會背叛你！
On the Job Training！

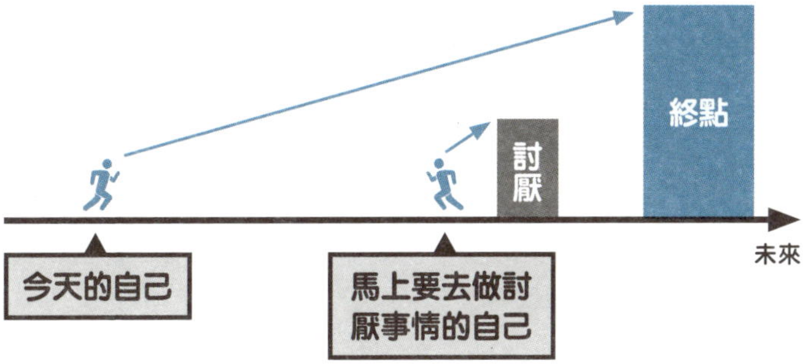
終點
討厭
未來
今天的自己
馬上要去做討厭事情的自己

在日常生活中，必須鍛鍊心靈肌耐力。請懷抱著你在意的事情（重量）外出，在回家路上繞點路等等，在抱持著負荷的狀態下度過日常生活最為有效。

但是只要一想到自己在很在意這些事情的狀態下要見人，多半會想延後。就算想要加油，事到臨頭又會相當遲疑。理由就在於上圖。在快要接近終點的時候，討厭的感覺會驟然變大，然後遮住目標。如果一直在終點前一步折返跑，就會連暴露行為都覺得討厭。

只要能夠多跨出那一步，應該就會發現其實沒什麼。**這種時候請停下來想想身後的終點**。

環境④

判斷標準

為了追求清潔感而除毛、改善翹髮等等何時就該住手？

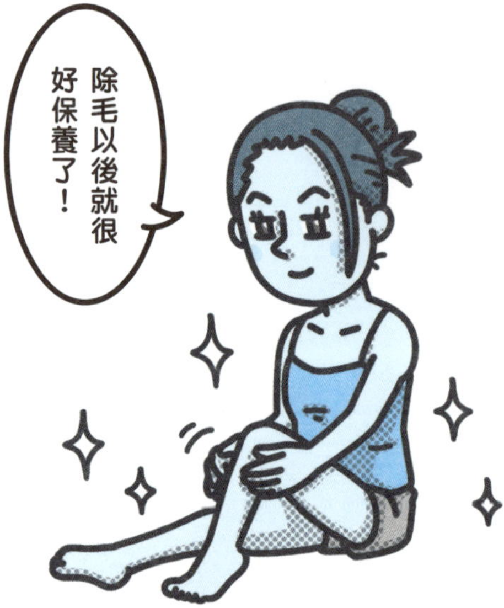

一根毛那種小事變大的話就是強迫

外出的時候當然會想打扮一下。不過我們很難明白打理自己到什麼程度是正常的、到什麼程度又屬於治療對象。如果**覺得某個行為「這應該要做」，卻又覺得只做一半沒有盡善非常困難，那就是儀式**了。以除毛為例，如果大部分都已經除掉了，但剩下幾根毛也非得弄掉不可，那就表示已經受困於此。

打扮原先是種來自好奇心的行為，是因為非

穿著打扮到什麼程度是合理範圍？如果覺得「非做不可」的話就是治療對象

身體臆形症的症狀壓力計

對新的自己感到興奮	總覺得這樣下去不太好	現在不加以應對就活不下去
有部分變化也沒關係	想跟其他人確認	徹底調查方法

輕 → 重

↓

能否維持在中等不上不下狀態，就是判斷標準。

常期待對方的反應、看到鏡中自己而感受到的驚奇、驚訝等正面反應。而身體臆形症患者用來當成儀式的梳洗裝扮，則是帶有「不○○就會發生壞事」的懲罰控制。社會上的法律和懲罰規則是以懲罰來規範所有人。如果威脅孩子「不去學校的話以後會有麻煩」，就算理解這樣的規則也還是會受人操控，這點實在非常糟糕。

另一方面，如果有想去學校的理由，那麼就算穿著打扮不完美，也還是可以享受去學校的樂趣。**目標是讓患者認為打扮是件開心的事情。**

環境⑤

判斷標準

如果在意的是與生俱來的特徵&意外造成的變化，如何應對？

習慣比較、被比較將視野朝向未來

對於先天性特徵的情結無法判斷為身體臆形症。**原先具有的特徵如果與情緒波動和儀式連結在一起，就會出現身體臆形症**。一般來說不管是什麼樣的容貌，過一段時間後就會看習慣。除了成長以後在學校和同學比較以外，也可能是置身於國外等與他人容貌有巨大差異的環境、又或者是被他人點出該處，才會開始在意起自己在他人眼中的樣子。

這也算是身體臆形症嗎？

出生時就清楚可見的差異（先天性缺損等），會因為看習慣之後就沒有那麼在意。
疾病、意外、生產等情況對身體造成的變化如果與被害情緒連結在一起，就很容易一直思考那件事情。
就算是小時候不太在意的差異之處，也可能會在成長後開始與他人比較，而把在意之處隱藏起來，如果過於考量周遭之人的話，就會出現類似身體臆形症的症狀。

刻意隱藏、或過度體貼都會惡化
請將目光轉向未來

先天性、疾病或意外造成
外貌、身體機能有所困擾之處

↓ ↓

過去的觀點

要是沒有發生那種事情就好了。真希望能讓過去重來。

未來的觀點

思考現在好像能做的事情，應該要怎樣才能實現。

肌膚顏色、頭髮捲翹、體毛、臉部輪廓等，大家可能也有在意過自己天生的特徵。另外如果因為突發意外或疾病影響而使外貌改變，和沒有改變的人相比，就會有人陷入「要是沒發生那種事」的念頭。如果家人或治療者一直聚焦於該悲劇事件並且反覆提起讓當事人聽到，或者刻意避免相關的事情，反而會讓當事者產生無謂的堅持。

原本這類特徵和變化都會隨時間而變得習慣。會很在意是因為過度矚目、思考理由或者刻意無視的關係。**與其聚焦於無法改變的過去，還不如專注在可以改變的未來**。強迫觀念硬要想的話數也數不完。

環境⑥

判斷標準

事先知道美容整型帶來的優點與缺點

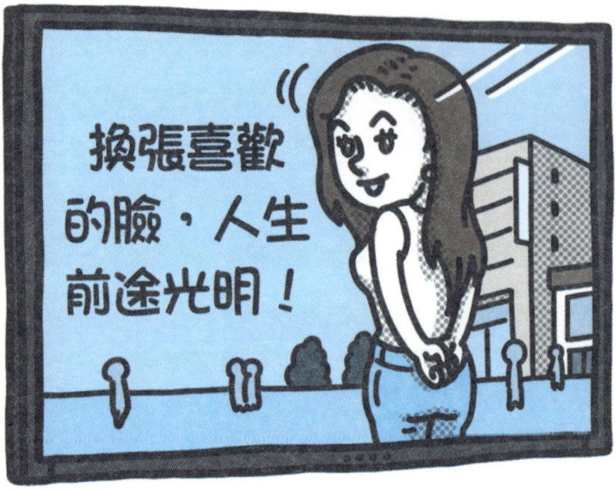

打造理想容貌的目的是？比較選項

美容整型或者美容皮膚科的手術，看起來或許就像是特效藥。但實際上還是擔心手術以後，也許沒辦法變成自己想像中的樣子。這是因為病患心中想的其實不是變美，而是與自己心中的概念完全一致。

在動手術者的眼中看來，**要做到跟患者腦中那個樣子百分之百完全相同的手術，根本就是不可能的任務**。如果想要接受手術，也必須要

你能搞清楚「想成為什麼樣的自我」然後對其他人說明嗎？

有沒有把手段與目的搞混呢？為了要接受手術，必須能夠具體說明想要變成什麼樣子。請把你要在哪個部分做什麼處理、是為了要成就什麼所以才這麼做，這些事情全部寫下來。如果有憧憬的對象，那就詳細分析自己是憧憬那個人的哪些特質。

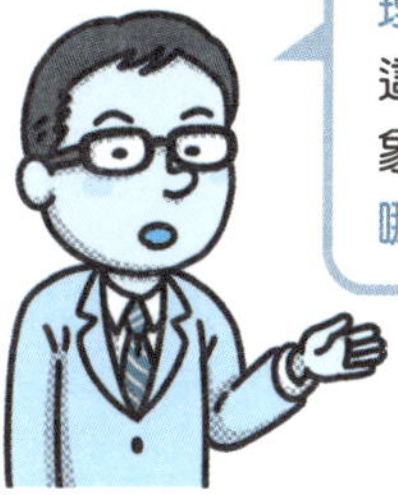

有相應對的準備。首先請試著具體說明「我想要變成什麼樣子」。為了要正確表達出來讓美容科醫師了解，不能只是拿出自己憧憬的演員或模特兒的照片給醫師看，必須**要能夠說明自己想在哪個部分做什麼處理，希望能夠得到什麼樣的結果。**

——如果能變成自己理想中的樣子，你想和誰去哪裡、做些什麼呢？

若是有憧憬的對象，那麼憧憬的要素應該有好幾個。「自信十足讓人覺得堂堂正正」、「有很多朋友」等等，只要能想到的都寫下來。同時也要考慮如何得到這些要素，需要有哪些手段等，全部寫出來。

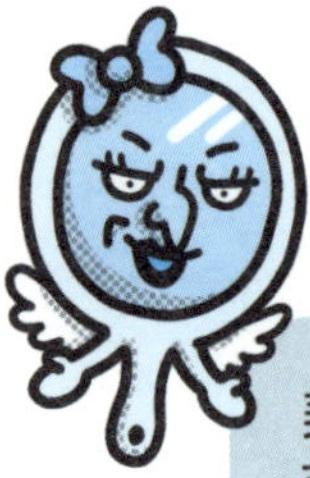

美容整型成爲儀式

美容整型是有點像確認儀式的東西。就算缺點消失了一個，也還會找出其他缺點，這就是身體臆形症患者的腦袋。把先前的缺點都去除了，只會讓病情惡化。但最後要下決定的還是當事人。請用左邊的表格寫出優缺點，然後再分析判斷吧。

就算能對軀殼動手術也沒辦法動到心靈

身體臆形症患者接受美容整型手術有兩個功能。一是可以得到自己想要的容貌；另一點則是能夠獲得類似自傷行為的特定感覺。

以後者來說，就像是割腕那樣，之後可以得到的爽快感和疼痛都會受到強化。雖然大家可能會覺得正常應該會想讓自己避免疼痛，但是像搔抓傷那種適度的疼痛也是一種快感，可以體驗到自己還活著的感覺。

包含美容整型在內的手術在第一次施行的時候都會伴隨疼痛，不過隨著次數愈來越多，也就越來越不容易感受到疼痛。這**就和藥物上癮的耐性是一樣的，患者會想追求更強烈的刺激**。打耳洞和刺青應該也有相同的效果。

最後下決定的是你自己！分析後下決定吧

	整型	不整型
優點	●提高考試或比賽合格的可能性 ●讓自己有自信	●可以用其他方法讓自己有自信 ●錢可以用在其他地方
缺點	●很花錢 ●會被認識的人發現 ●沒辦法復原	●在意的部分不會改變

想要完全抹滅缺點這件事情，就像是有潔癖的人拚命想洗掉手上看不見的細菌那樣。明明已經洗了手卻還是覺得不乾淨，所以又想去洗手。就算做了美容整型而得到理想中的容貌，**潛藏在背後的身體臆形症也會繼續找出其他缺點，而讓美容整型逐漸成為儀式**。

人生就是選擇的連續。總會伴隨「要是沒做那件事情就好了」、「那時候要是有那麼做就好了」之類的後悔。重要的是自己下決定，從經驗學習到的知識都是你的財產。

與其他疾病的關聯

容易併發的疾病與容易搞混的疾病

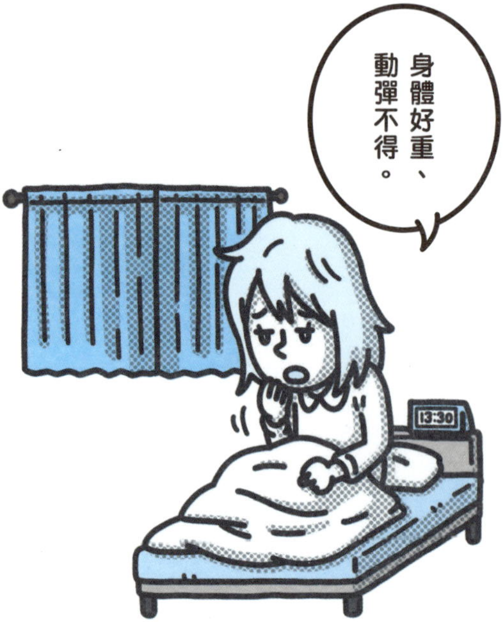

診斷並不只有一種
不同疾病也會改變治療方式

左圖是將容易併發以及容易搞混的疾病整理出來的圖表。**容易併發的是憂鬱症、強迫症、社交焦慮症、健康焦慮症（疑病症）、進食障礙（心因性厭食症）**。強迫症、社交焦慮症和健康焦慮症的疾病機制和治療方法都一樣，所以只要有發現併發就沒問題。憂鬱症之後可能會轉變為躁鬱症因此必須多加注意。

身體臆形症與其他疾病關連性

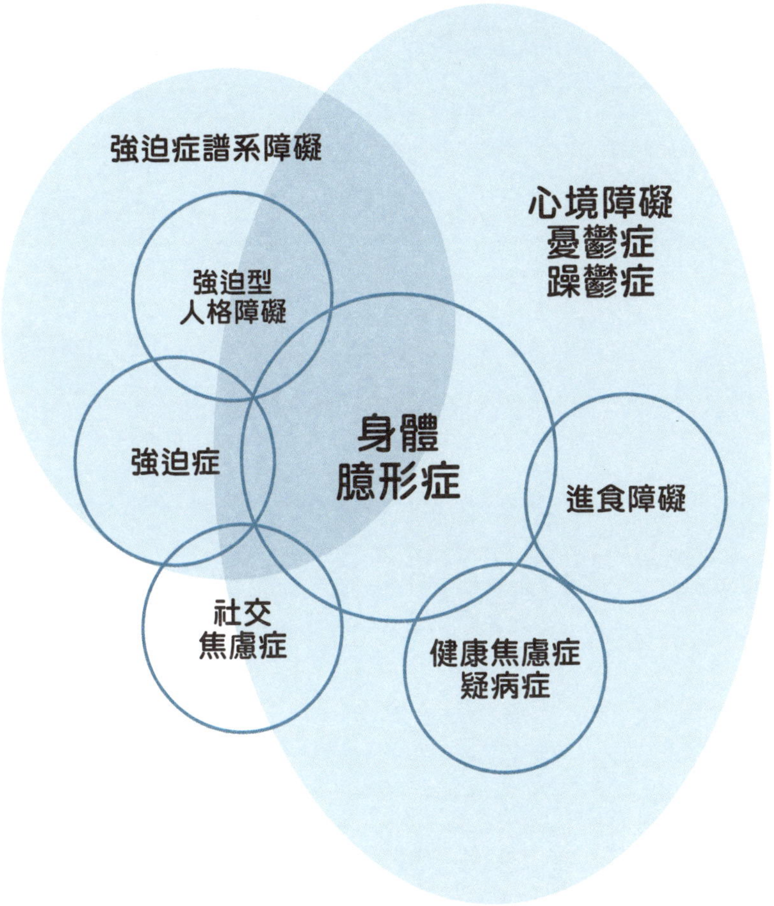
強迫症譜系障礙
心境障礙
憂鬱症
躁鬱症
強迫型
人格障礙
強迫症
身體
臆形症
進食障礙
社交
焦慮症
健康焦慮症
疑病症

容易併發、誤診的疾病

健康焦慮症（疑病症）

因為覺得身體疼痛、發癢、異常感而前往醫院就診，卻找不出原因只好到處求醫，這種情況就要懷疑可能是健康焦慮症。特定的身體感覺過於敏銳，追求理想狀態這點和身體臆形症共通。健康焦慮症患者雖然很怕死，但是身體臆形症、強迫症的人則不會。

心身症（腸躁症、功能性消化不良、頭痛等）

在身體疾病當中如果受到心理狀態或者社會壓力影響的疾病，統稱為「心身症」。通常會在內科進行治療，惡化的話很容易被歸因為壓力。行動上的問題也經常遭到忽視。如果加開處方藥，很可能因為藥物副作用引發其他障礙。

憂鬱症

心境障礙之一，會有心情低落、食慾不振、容易疲勞等症狀。憂鬱狀態下很容易覺得自己容貌醜陋。如果堅持外貌的原因在於憂鬱，那麼只要能脫離憂鬱狀態，就會忘記自己在意的事情。可能產生週期性發作，如果是在季節更替的時候發生，就稱為「季節性憂鬱症」。

症狀相似因此容易被誤診的疾病，
以及與身體臆形症併發的疾病。請確認各自特性。

思覺失調症

男性通常是 20 歲出頭、女性則是 20 歲後半的時候會發生，主症狀為妄想和幻覺，是一種精神疾病。很少有 10 幾歲就發病的情況，這點和身體臆形症相異。另一方面，身體臆形症針對外貌有著頑固信念，很容易被當事者或周遭的人誤解為妄想，結果就是容易被誤診為思覺失調症。

月經前症候群（PMS）

月經前會有煩躁、心情不佳、不安、心情低落、頭痛、乳房腫脹等症狀，月經開始以後症狀就會消失。如果和身體臆形症併發，症狀就會隨生理期來臨一起惡化。治療需要自我監控和服用低劑量藥物，SSRI 的效果也很好。

人格障礙

「邊緣型人格」的特徵是害怕被拋棄的不安以及情緒不穩定；「強迫性人格」則是把完美主義套用到別人身上；「自戀型人格」如其名是自戀狂；「演技性人格」會為了引人矚目而做出挑撥性質的行動。這是與生俱來的性格傾向，請在明白這點以後做出符合目的之行動。

LGBTQ（性少數者）與美醜的關係性

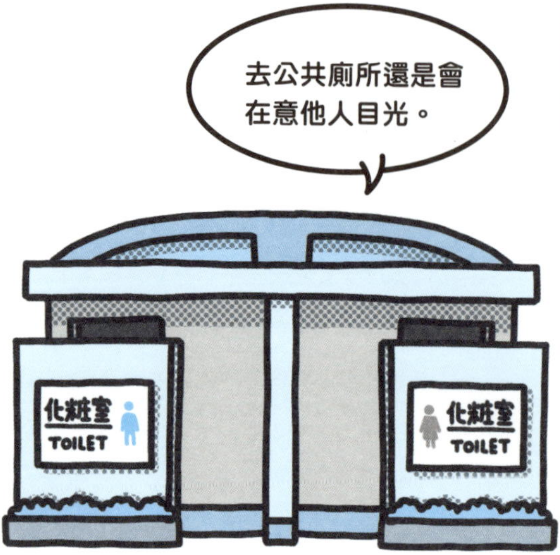
去公共廁所還是會在意他人目光。
化粧室
TOILET
化粧室
TOILET

懷抱強迫觀念起點為公開煩惱

關於LGBTQ所擁有的身體概念特徵，還沒有充分的研究資料。因此本節只提出與身體臆形症相關的內容。

一般來說，為了得到情侶的競爭越激烈，就有越重視外貌的傾向。與暫時性的肉體關係、經濟能力、性格都無關，而是完全字面意義上的肉體比賽。傾向於在交友APP放上修過的照片、見面前非常用心化妝等。

與性相關的強迫觀念如果出現反覆儀式就要小心

同性戀

大多比異性戀者更在意容貌。以美醜被他人判斷會成為一種負擔，如果過度在意美容方面的事情，就有可能是身體臆形症。

已進行性別肯定手術者

在接受性別肯定手術、荷爾蒙治療後，如果有「生殖器官會不會變回原來的樣子」這種強迫觀念，就有可能是強迫症。

性別認同障礙者

對於自己的身體感到異常，因為和美醜並無關係所以無法診斷為身體臆形症。如果有確認儀式就要懷疑是強迫症。

↓

只要能和某個人商量，心情就會比較輕鬆。

由於性別不一致而對身體產生異常感的「性別認同障礙」不會被診斷為身體臆形症，但是會抱持與性相關的強迫觀念。與性相關的強迫概念非常多樣化。最具代表性的就是「雖然看起來不像，但我會不會其實是ＬＧＢＴＱ呢？」另外，轉性者在做完轉性手術以後，也會遭遇「身體會不會自己恢復成以前的樣子」這種強迫觀念。國外就有「生殖器後縮綜合症（縮陽症）」，特徵就是認為生殖器官會被吸收進腹部的強迫觀念。

獨自思考就很容易失去客觀觀點。請先尋找能夠與你商量這件事情的人，然後從說出自己的煩惱開始、嘗試暴露行動。

環境⑨

與社會的關係

就算不面對面也能運作的社會中要如何活下去

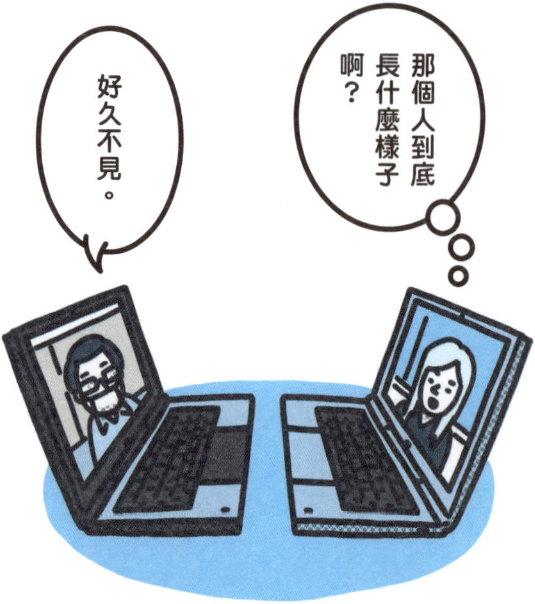

非面對面社會也需要與生俱來的面孔？

由於科技進步，遠端工作、線上授課都變得理所當然。買東西也可以在網路上購買、就連出去外面買東西結帳也能自己來。面對他人的需求減少了，所以不需要再體貼別人，然而這樣的狀況卻潛藏了其他課題。其中之一就是溝通能力。如果能夠進行會話的時間比較短，就必須在有限的時間內與有限的方法，由自己詢問或者委託對方。然而看起來相當無用的閒聊

社交距離 獨自生活帶來的弊害

電話	郵件、聊天	SNS、APP
線上會議、授課	網路購物	線上結帳

變成不用見面也能生活的社會。

↓

孤獨	需要自我管理能力	生活固定模式化

磨練「請他人幫助的能力」的機會減少。

其實是培養對話能力的重要機會。

另外，如果過著不需要其他人的生活，就非常需要自我管理能力。**一個人要從零建立計畫到完成，需要非常強的集中力。**團體生活的好處也是壞處就是可以隨波逐流，靠著那樣的力量能讓生活規律，也可以靠著假日到來讓心情轉換的變化。

人類是社會性動物特徵強烈的生物。在寵物店自己度過相當長時間的小狗，通常就會開始追著自己的尾巴咬、做出自傷行為。解決方法就是多養幾隻讓牠們有追逐的對象。**團體或者面對面雖然會造成壓力，卻可以不用傷害自己。**

環境⑩

周遭對應

發現家人異常的時候，應該要怎麼對應？

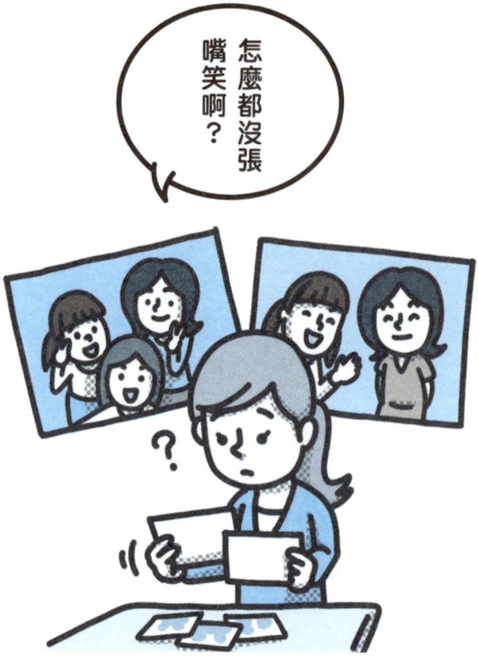

要治療的是當事人 家人操控行為會造成反效果

身體臆形症是一種家人很容易發現的疾病。就算告訴當事人說「你太在意了」或者「一點都不奇怪啊」，對方也絲毫不予理會。所以我希望大家記得「改變的只有當事者」這件事情。比方說，硬是要拉他去醫院之類的，反而會使關係惡化。所以**家人能做的事情就是盡可能在一旁守護，避免不必要的喧鬧**。

首先要注意的是**不要再繼續指出對方的錯**

指出錯誤會造成反效果！了解、感同身受且守護對方的煩惱與迷惘

NG

說服
「在意那種事情的話，你永遠出不了社會。」
「整型也變不了多少。」

同情
「你夠漂亮了啦，沒問題。」

OK

同感
「（你一個人在煩惱啊。）」
「（你應該還有很多想做的事情吧。）」

↓

守護
等待當事者希望別人幫助的時候再上場。
為了那個時候到來，可以先評估要去哪裡求診。

↓

就診
如果當事人就診後就誇獎他。
「你今天真的很努力呢，晚餐來吃牛排吧。」

誤，而是以同理心去感受。警告「這樣下去會惡化」、認為「這是心靈的疾病」所以忽視、告知「你很漂亮啊」讓對方能夠放鬆……這些都是用「因為你有錯，所以你應該要〇〇」的概念來操控對方。當事人雖然「在意他人目光」，但其實並不是很關心周遭的人，而是活在自我中心的世界裡。如果想要控制他，就會造成反效果。

家人還請集中精神在過著自己平常過的生活這方面。總有一天當事者會發現繼續在意鏡子也沒什麼用，然後**來向其他人求助。這種時候就請維持你的同理心**。試著推測對方的話語背後隱藏著什麼樣的心情吧。

治療中與家人的相處應對自傷行為

治療中的相處方式

在醫療機關接受治療不要多嘴，在旁守護。

就算症狀時好時壞也不要指出，
只誇獎患者能做到的事情，
一起找出開心的事情。

【例】
「能幫媽也塗指甲油嗎？」
「可以幫我一起挑禮物嗎？」

保持適當距離等待當事人變化

家人請不要對於治療一事多嘴，在一旁守護就好。雖然可能很在意患者是不是有吃藥、有沒有好好就診等等，但畢竟要做那些事情的都是當事者。就算他突然取消就診預約，也請無視那件事情。更重要的是在他確實執行以後，誇獎他「你做到了呢」，然後增加一家人開開心心的時間。舉個例子來說，拜託他幫個小忙，如果他做了就認真道謝。以年輕世代來

面對問題行動的對應

發現自傷行為

如果傷口很淺就無視。
傷口深到出血的話就問他：「衣服好像沾到血了，醫院應該可以幫忙處理，你想怎麼做呢？」

被威脅「不給我整型的錢我就去死」

如果出現口不擇言、威脅、暴力行為，就馬上離開。如果當事者稍微有一點點好轉的跡象，就連小事像是「謝謝你幫忙拉上窗簾」都要感謝。

說，可以問他們手機的使用方式、美容、趨勢等他們應該都很清楚。

如果發現有自傷行為的時候，尤其是反覆割腕的話，想必會覺得很難應付。但是**家人如果慌張，那種情緒也會傳達給當事人**。如果是當事者可以自己處理的淺層傷口，那就不要管他。因為一旦關注這件事情，就很可能是火上添油。如果傷口深到需要縫合，那就發揮同理心表示「你遇上了很討厭的事情對吧」，等到當事人尋求協助的時候再來做妥善處理。

另外如果有口不擇言、暴力、威脅等情況，請等待他冷靜下來。如果家人中有特別常與他發生衝突的人，請馬上離開等他冷靜。與**他相處就是等他做出好行為的時候馬上接軌**。

溝通的工夫 動機式晤談法

心理諮詢技巧 納入動機式晤談法

如果和家人吵架的話，就試著改變會話的方式。**因為當事人無法改變，所以要試著改變家人發言的頻率、時機、內容**。最困難的就是默默聆聽對方說話。【練習1】

大家很容易反射性說出「如果你再這樣一點？」「那樣不行啦」等等指出對方錯誤，但是千萬不要這樣。**如果能夠默默聆聽對方說話，之後就是重複回問對方話中隱含的真正意**

家人能夠使用的動機賦予面談

練習 1
在自己沉默的情況下單純聽對方講話。最少3分鐘，持續此行為。

練習 2
重複對方的發言。汲取對方話中的真實意義，不要判斷善惡，只改變言詞。

練習 3
如果能夠反覆聆聽，
就是詢問對方的心情。
例：「你為什麼這麼認為？」
「可以說出你哭的理由嗎？」

如果戳到痛處，就這樣度過難關！

我不想去看醫生
→還有其他想做的事情嘛
讓我去美容整型！
→與其花在物質上也可以花在其他地方啊
我不想去學校
→我還以為今天是上學日
我想死……
→你真的很能忍耐呢

家人的擔心動搖也會讓當事人感受到，請留心用沉穩的聲音慢慢說話。

義。比方說他說了「我不想去學校」，那就一樣回答「你今天不想去學校啊」。回問的時候注意語尾不要是質疑的語氣。這是因為一直發問會讓對方有被問供的感覺。

另一方面，如果對方說「我想死」的話，回問他「你想死啊」是不會有進展的。這種時候請推測對方沒有說出來的心情然後回問。「我想死」→「你痛苦到想死啊」→「我想從這裡逃走」→「你痛苦到想從這裡逃走啊」，盡量發揮想像力。

環境⑬

周遭
對應

家人間的溝通以及與社會的溝通

為了跨越溝通障礙 請配合對方傳達資訊

生病的事情無法隱瞞家人。就算當事者生病了，其他家人也有自由使用自家、在家休息的權利。請不要把患者當成麻煩，**最理想的是言行舉止都彷彿他沒有生病也沒有出現強迫儀式**。請以家人身分拜託他做事情、要求一起外出等等，盡可能過著平常的生活。

　要如何告訴職場或學校呢？告知的好處是可以確保去看醫生的時間。**壞處就是社會對於身**

家人要優先過自己的生活

1. 不要把身體臆形症當成一家之主，請各自如常過生活。
2. 接受治療的是當事者。請不要對內容或改善程度多嘴，在一旁守護就好。如果造成家人本身的困擾，就要好好主張家人自己的權利。
3. 當事者自我中心的問題行為請無視就好。如果他採取了家人希望他做的行動，那就加以誇讚。

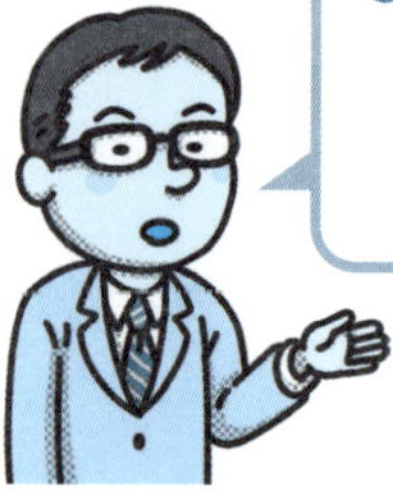

應該要告知職場或學校此疾病之事嗎？要請周遭多加體貼嗎？

如果職場或學校沒有問，那也可以不必說

因為這個疾病還沒有為大眾所知，很容易被誤解，所以需要的話也可以簡單表示是「憂鬱症」。

請對方協助治療事宜

為了去醫院而請假、或者想在學校接受諮詢師的心理諮詢，那麼就還是告知，然後請對方單位協助會比較輕鬆。不要改變工作或學習的內容，維持當下能做的事情。

體臆形症還不是很了解，可能會造成其他人不必要的體貼。如果刻意讓患者有服裝自由、或可以接受線上授課等體貼，等於是給了他不用去做討厭之事的赦免券。這樣一來強迫觀念只會更嚴重。

如果必須要告知學校或者職場的時候，或許可以說是「輕微憂鬱症」，不需要告知的過於詳細。要在社會上過生活，那麼配合對方與目的及狀況來告知資訊是很普通的。同時不管在家裡或者出門在外，都請表現得根本沒有這回事的樣子。

以自己原有的樣貌好好過活

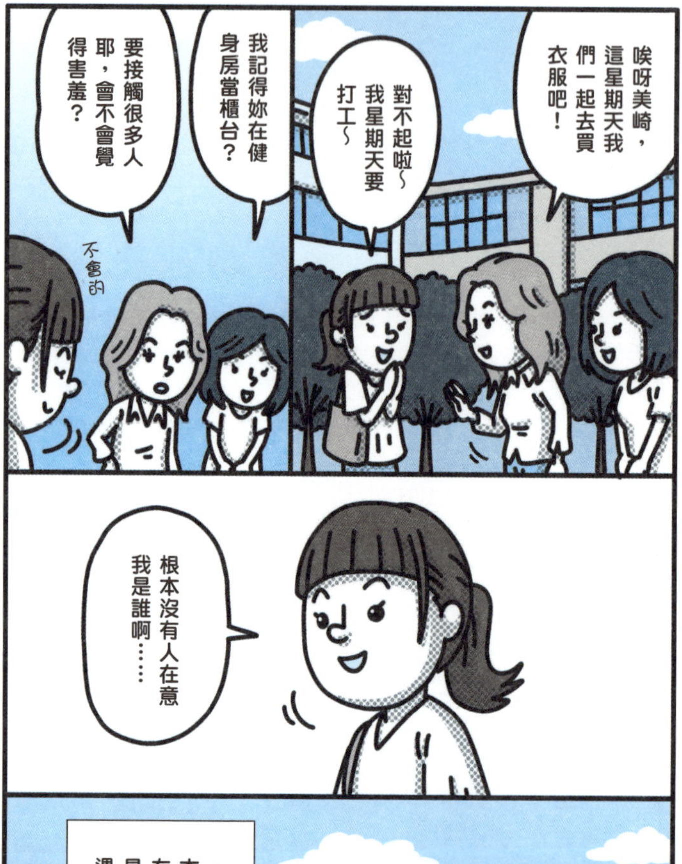
唉呀美崎，這星期天我們一起去買衣服吧！
對不起啦～我星期天要打工～
我記得妳在健身房當櫃台？
要接觸很多人耶，會不會覺得害羞？
不會的
根本沒有人在意我是誰啊……
一年前的我根本無法想像現在的自己。要是那時候沒有遇到醫師……

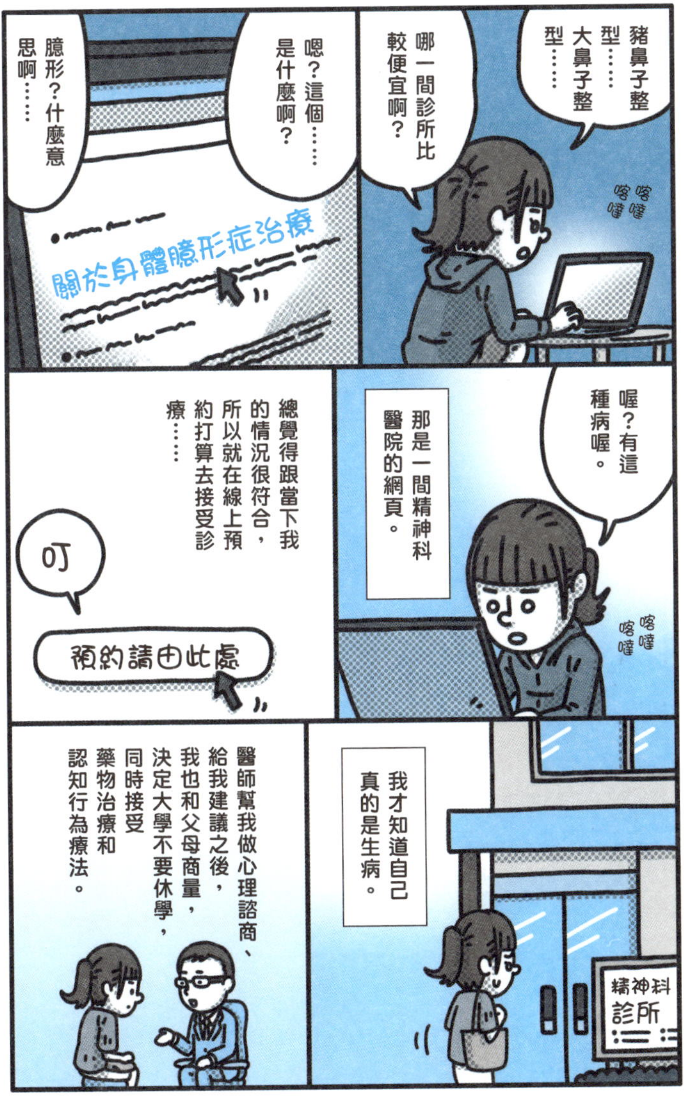
豬鼻子整型……大鼻子整型……
喀喳喀喳
哪一間診所比較便宜啊？
嗯？這個……是什麼啊？
關於身體臆形症治療
臆形？什麼意思啊……
喔？有這種病喔。
那是一間精神科醫院的網頁。
喀喳喀喳
總覺得跟當下我的情況很符合，所以就在線上預約打算去接受診療……
叮
預約請由此處
我才知道自己真的是生病。
精神科診所
醫師幫我做心理諮商、給我建議之後，我也和父母商量，決定大學不要休學，同時接受藥物治療和認知行為療法。

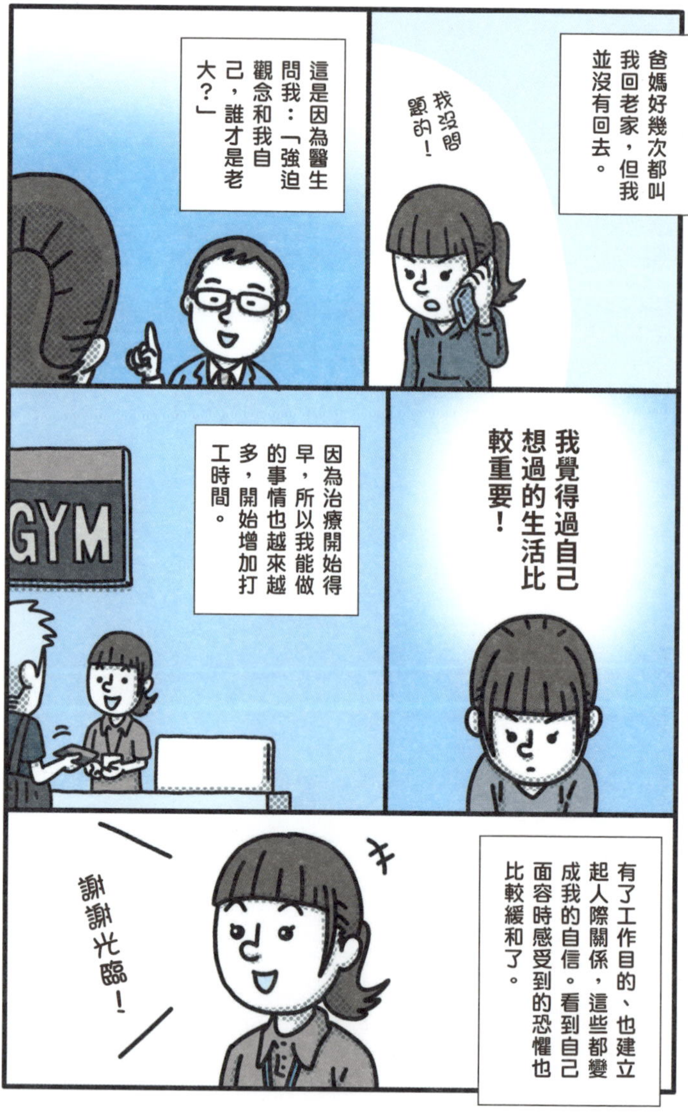
爸媽好幾次都叫我回老家，但我並沒有回去。
我沒問題的！
這是因為醫生問我：「強迫觀念和我自己，誰才是老大？」
我覺得過自己想過的生活比較重要！
因為治療開始得早，所以我能做的事情也越來越多，開始增加打工時間。
GYM
有了工作目的、也建立起人際關係，這些都變成我的自信。看到自己面容時感受到的恐懼也比較緩和了。
謝謝光臨！

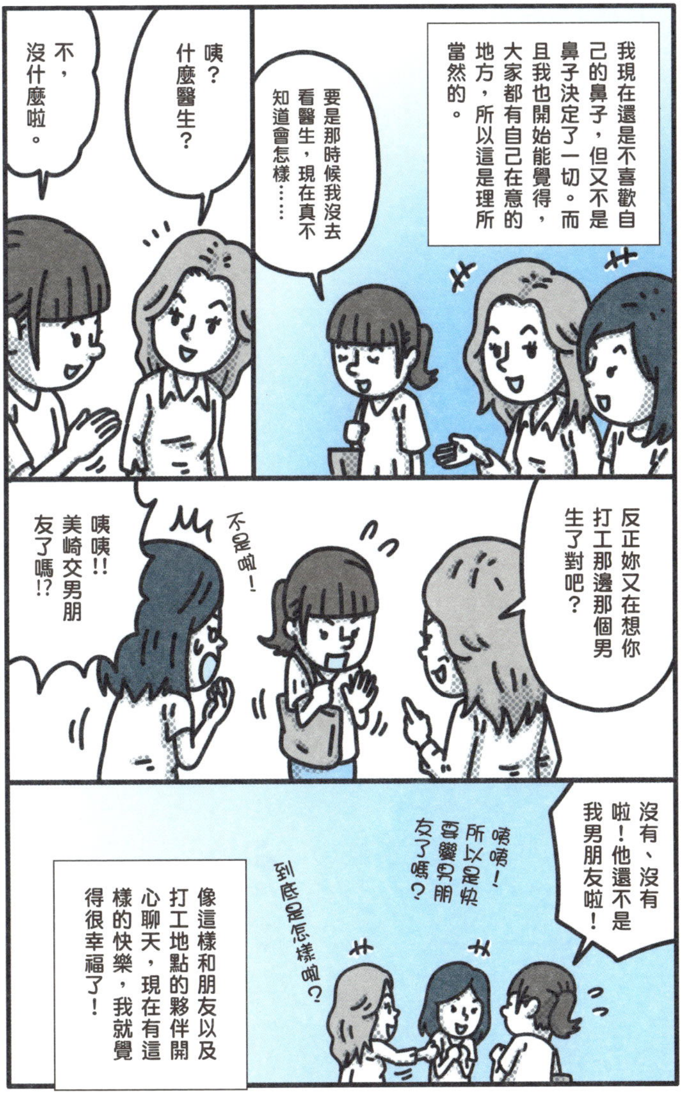
我現在還是不喜歡自己的鼻子，但又不是鼻子決定了一切。而且我也開始能覺得，大家都有自己在意的地方，所以這是理所當然的。
要是那時候我沒去看醫生，現在真不知道會怎樣……
咦？什麼醫生？
不，沒什麼啦。
反正妳又在想你打工那邊那個男生了對吧？
不是啦！
咦咦!!美崎交男朋友了嗎!?
沒有、沒有啦！他還不是我男朋友啦！
咦咦！所以是快要變男朋友了嗎？
到底是怎樣啦？
像這樣和朋友以及打工地點的夥伴開心聊天，現在有這樣的快樂，我就覺得很幸福了！

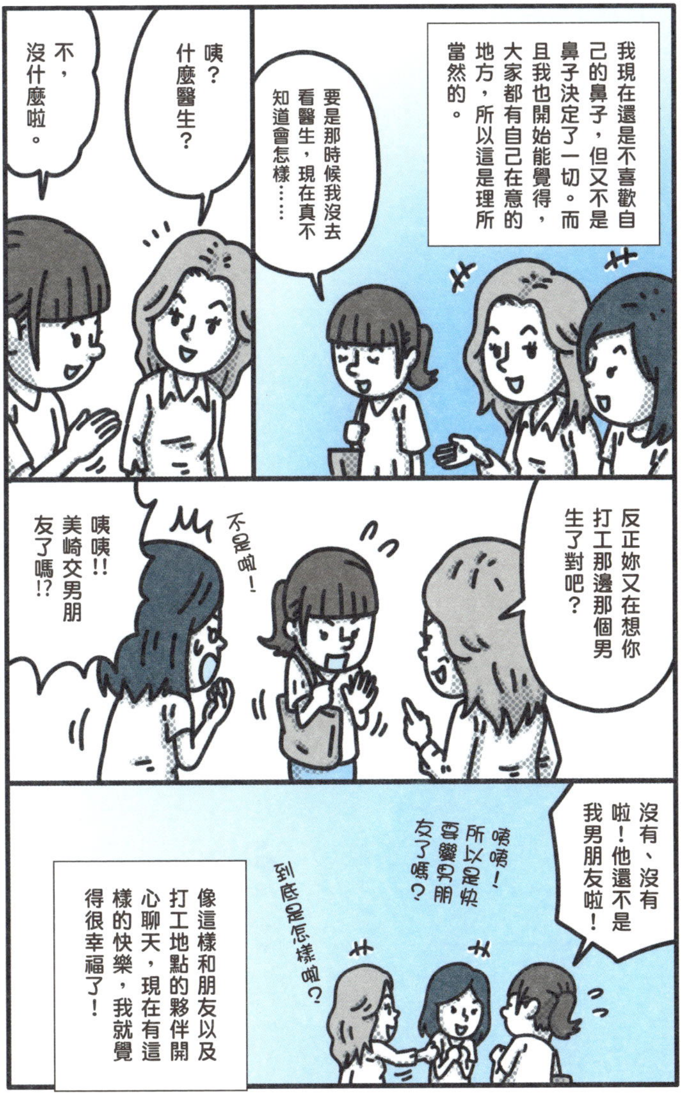

後記

原井診所是針對強迫症進行行為療法的專業診所，以前普遍認為強迫症是一種無法治療的疾病，而本診所一直以來都致力於改變大家這種想法。2022年出版的《圖解 名醫傳授健康知識 強迫症》（瑞昇文化）獲得不少好評，但其實我們原先也沒有想到能夠以這種方式讓大家了解強迫症。

這次我們選擇了身體臆形症做為主題。身體臆形症和強迫症是機制非常相似的疾病，但實際上還是大不相同。特徵最大的相異之處，就是身體臆形症患者在變美之後有「想做的事情」。

有位高中生患者訂立計畫說她長大以後要進特種行業，存了錢以後要做美容整型。詢問她「那之後要做什麼呢？」，她回答「要孝順爸媽」。還有位大學生患者在治療之後，因為可以去學校也能打工而非常高興，結果沒發現症狀惡化，就接二連三因為戀愛和打工同事的人際關係搞壞而發生問題。一位40歲的患者回想起自己苦於身體臆形症的大學時代生活，非常後悔沒能做自己想做的事情。

其他精神疾病很可能就算做了討厭的事情也還是找不到治療的理由，就算一輩子都窩在家裡也覺得無所謂，這種情況並不少見。另一方面，對於身體臆形症患者來說，人生光是待在家裡，並非他們所願。希望本書能夠幫助身體臆形症的患者及其家屬，實現「真正想做的事情」。

本書內容是根據多名患者及其家人的體驗、針對身體臆形症的研究、美容專家意見等撰寫而成。非常感謝協助本書出版的所有人以及若狹編輯。

原井 宏明
松浦 文香

TITLE

圖解　名醫傳授健康知識　容貌焦慮症

STAFF

出版　瑞昇文化事業股份有限公司
作者　原井宏明　松浦文香
譯者　黃詩婷

創辦人 / 董事長　駱東墻
CEO / 行銷　陳冠偉
總編輯　郭湘齡
文字編輯　張聿雯　徐承義
美術編輯　朱哲宏
國際版權　駱念德　張聿雯

排版　曾兆珩
製版　印研科技有限公司
印刷　龍岡數位文化股份有限公司

法律顧問　立勤國際法律事務所　黃沛聲律師
戶名　瑞昇文化事業股份有限公司
劃撥帳號　19598343
地址　新北市中和區景平路464巷2弄1-4號
電話　(02)2945-3191
傳真　(02)2945-3190
網址　www.rising-books.com.tw
Mail　deepblue@rising-books.com.tw
港澳總經銷　泛華發行代理有限公司

初版日期　2025年2月
定價　NT$350 / HK$109

ORIGINAL EDITION STAFF

企画・編集　セトオドーピス
デザイン　株式会社東京
100ミリバールスタジオ
イラスト　大野直人

國家圖書館出版品預行編目資料

圖解名醫傳授健康知識 : 容貌焦慮症
/原井宏明, 松浦文香作 ; 黃詩婷譯. --
初版. -- 新北市 : 瑞昇文化事業股份有
限公司, 2025.02
160面; 12.8 X 18.8公分
ISBN 978-986-401-809-3(平裝)
1.CST: 強迫症 2.CST: 面貌 3.CST:
心理治療 4.CST: 精神醫學

415.991　113020681